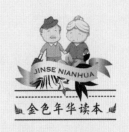

老年护理读本

安力彬　孙皎　主编

李文涛　副主编

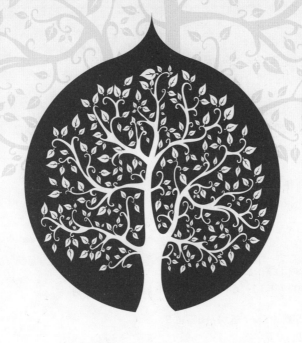

丛书主编　王胜今

学习出版社

图书在版编目（CIP）数据

老年护理读本 / 安力彬，孙皎主编. -- 北京：
学习出版社，2017.1
（金色年华读本丛书 / 王胜今主编）
ISBN 978-7-5147-0675-8

Ⅰ．①老… Ⅱ．①安… ②孙… Ⅲ．①老年病学－
护理学 Ⅳ．①R473.59

中国版本图书馆CIP数据核字(2016)第247753号

老年护理读本
LAONIAN HULI DUBEN

安力彬　孙皎　主编　李文涛　副主编

责任编辑：边　极
技术编辑：周媛卿
装帧设计：华夏策略　永诚天地
插　　图：东方润达　上海典众

出版发行：学习出版社
　　　　　北京市崇外大街11号新成文化大厦B座11层（100062）
　　　　　010-66063020　010-66061634　010-66061646
网　　址：http://www.xuexiph.cn
经　　销：新华书店
印　　刷：北京盛通印刷股份有限公司

开　　本：710毫米×1000毫米　1/16
印　　张：19.25
字　　数：190千字
版次印次：2017年1月第1版　2017年1月第1次印刷

书　　号：ISBN 978-7-5147-0675-8
定　　价：42.00元

如有印装错误请与本社联系调换

金色年华读本
编 委 会

主　任：王胜今

副主任（按姓氏笔画为序）：

于学军　于　潇　王海东　杨文庄　姜卫平

高松柏　廖立国

委　员（按姓氏笔画为序）：

于洗河　于雅琴　王　清　王晓峰　田毅鹏

安力彬　迟宝荣　孙洪波　许钟镐　刘　娅

宋宝安　李俊江　周延民　金晓彤　杨　雪

张福贵　赵俊芳　郭永志　黄冬梅　麻宝斌

漆　思

主要编者

（按姓氏笔画排序）

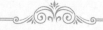

主　编：安力彬　孙　皎

副主编：李文涛

编　者：安力彬　李文涛　李悦伟

　　　　李　昆　李闰臣　孙　皎

　　　　张　萍　张秀英　张　巍

　　　　袁　华　彭　歆　谢　姣

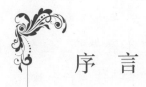

序　言

　　人口老龄化是人类社会发展到一定阶段的必然现象。法国是世界上最早进入老龄化社会的国家，早在 1865 年法国 65 岁及以上老年人口的比重就超过 7%。瑞典是第二个进入老龄化社会的国家，1890 年瑞典 65 岁及以上老年人口超过了 7%。20 世纪以来，主要发达国家先后进入老龄化社会，英国和德国于 1930 年进入老龄化社会，美国于 1945 年进入老龄化社会。

　　20 世纪 60 年代以来，西方发达国家就着手对人口老龄化的特点和基本规律进行深入研究，国际社会也越来越重视人口老龄化问题。1974 年，世界人口大会通过的《世界人口行动计划》呼吁各国政府在发展政策中充分关注老年人问题。1982年，联合国在奥地利维也纳召开了第一次老龄问题世界大会，通过了《老龄问题国际行动计划》，提出保健和营养、保护老年消费者、住房和生活环境、社会福利、收入保障和就业等7个领域的行动建议。此后，很多国家开始积极采取行动，构建适应老龄化社会的社会保障、公共政策和养老设施。

21世纪是全球人口老龄化的世纪，不仅发达国家人口老龄化问题更加严重，绝大多数发展中国家也将陆续进入老龄化社会。预计到2050年大部分发达国家65岁及以上老年人口比例将超过30%，发展中国家也将超过15%。人口老龄化正在深刻地影响着人类社会生活的方方面面。2002年联合国召开的第二次世界老龄问题大会通过了《马德里老龄问题国际行动计划》，提出了三大优先领域：老年人和发展、增进老年人的健康和福利、确保形成有利和支持性的环境，并郑重提出"建立不分年龄人人共享的社会"，以增强人们对老龄化和老年人问题的重视。

20世纪70年代以来，由于我国实施了人口计划生育政策，仅用了30年的时间就实现了人口转变，从高出生率、低死亡率、高增长率，转变为低出生率、低死亡率、低增长率，走完了发达国家人口转变70—100年的历程。

我国人口老龄化速度快，老龄人口规模大。2000年，65岁及以上老年人口达8838万人，占总人口的7.0%，标志着我国进入老龄化社会。21世纪前10年，我国人口老龄化处于平稳发展时期。2000—2010年，全国65岁及以上老年人口比重从7%提高到8.87%。2010年以后，我国人口老龄化进入加速发展时期，预计到2050年65岁及以上老年人口将达到3.3亿人，占总人口的比重将近1/4。60岁及以上老年人口将达到4.4亿人，超过总人口的30%。

老年人曾经为我国经济社会发展作出过巨大贡献，是宝贵的资源和财富，是实现中华民族伟大复兴的中国梦的重要力量。目前，我国应对人口老龄化的各种准备还相对滞后，要全面做好应对人口老龄化高峰的准备，时间十分紧迫，任务非常繁重。为此，需要深入研究老龄化社会的特点和规律，以及与此相关的各种问题，努力探索具有中国特色的、积极的、健康的人口老龄化道路。

为了加强人口老龄化研究，原国家人口计生委（现国家卫生计生委）与吉林大学于2009年开始合作共建"中国人口老龄化与经济社会发展研究中心"，开展人口老龄化综合研究，组织人员培训，举办学术研讨，开展国际交流。2012年以来，中心组织吉林大学14个学院的专家学者，撰写了这套"金色年华读本"。该系列读本共20本，面向老年人群体，围绕老年人生活和健康相关的各个方面，内容涉及哲学、文学、法学、经济学、管理学、社会学、医学、工学等领域，这套读本通俗易懂，图文并茂，可以为老年人健康快乐的生活提供一种知识参考。

　　人口与家庭问题一直是我从省到国家所承担工作中的一个重要组成部分，也是我多年来比较关注的一个问题。基于此，"中国人口老龄化与经济社会发展研究中心"的负责同志希望我能为这套丛书作序。我几次推辞，盛情难却。考虑到这项工作越来越重要，从事这项工作的同志及广大人民群众也需要这样一套丛书进行学习，因此我写了以上认识和想法，作为此书的推荐。我衷心希望，"金色年华读本"的出版，让全社会更加重视和关心老年人，为早日实现老有所养、老有所依、老有所乐、老有所为的发展目标而积极努力。我相信，该书的出版对于我们积极应对21世纪人口老龄化社会，将提供丰富的经验和智慧。

　　是为序。

王忠禹

二〇一五年九月

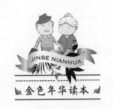

金色年华读本

目 录

第五章 老年人安全用药与护理 / 211

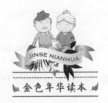

CONTENTS

Chapter 4 Identification of and response to acute elderly diseases / 197

Chapter 5 **Safe medication and nursing for the elderly / 211**

Chapter 6 **Techniques in elderly home care / 229**

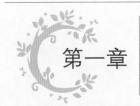

第一章 老年人的健康评估

实现健康老龄化是我国老龄卫生事业的任务和目标，对于促进我国全民健康事业的发展具有重要意义。健康也是老年人普遍关注的问题和理想的追求。老年人由于其机体生理、感官和认知等方面功能的衰退和改变，家庭社会角色的转变及对生活事件的适应等原因，使其对健康的理解更有特定意义。

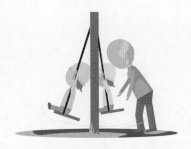

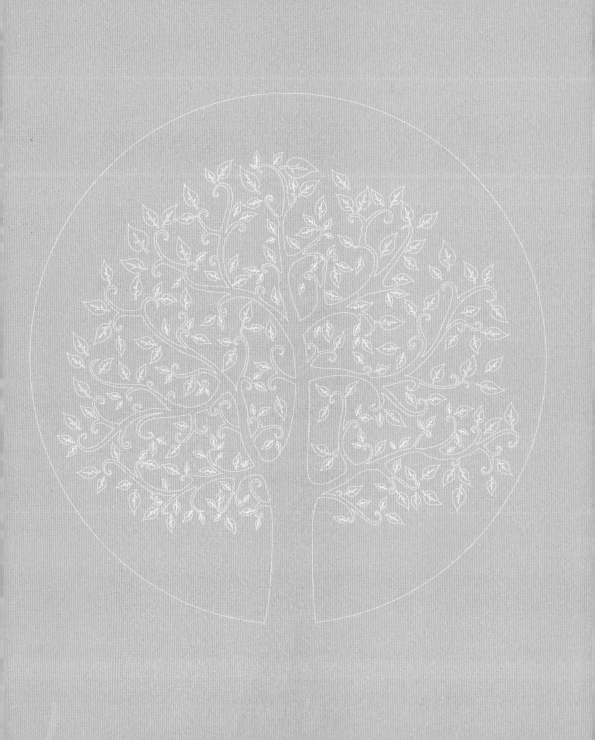

一、老年人的健康标准

（一）什么是健康？

1948 年世界卫生组织（WHO）对健康的定义是：健康不仅是没有疾病和衰弱，而是一种身体健康、心理健康和社会适应良好的综合状态。1989 年 WHO 又提出了关于健康的新概念，即健康不仅是没有疾病，而且包括躯体健康、心理健康、社会适应良好和道德健康。

（二）老年人健康的评价标准是什么？

根据健康的定义，老年人的健康标准主要分为身体健康、心理健康和社会适应良好三个方面。身体健康包括形体健康和生理功能正常两个标准，其中形体健康是指生理形态结构正常，无明显驼背或其他畸形，体格指数达到标准要求；生理功能正常是指组织系统无功能障碍，表现为体力良好，动作灵活，声音洪亮，视力与听力良好，身体各重要器官功能正常。心理健康是指有健全的心理状态，包括情绪稳定、性格豁达、积极应对及心态平和。社会适应良好是指有良好的人际关系和社会适应能力，能够较好地参与社会活动，适应社会环境变化，并具有一定的心理承受能力。

（三）什么是老年人的健康评估？

所谓健康评估是指通过询问、观察和体格检查等来判断个体健康状况的方法。老年人的健康评估包括对躯体健康评估、心理健康评估、社会健康评估和生活质量评估四个方面。通过对老年人的健康评估可以了解其身体、心理、社会等方面的情况，为指导老年人日常保健、确保老年人身心健康和延长预期寿命提供依据。收集主观和客观资料以了解老年人的健康状态，其中主观资料是指老年人的自我感受和自我健康评估；客观资料是指通过观察、体格检查或借助医疗仪器和实验室检查等而获得的信息。

（四）对老年人进行健康评估的人员有哪些？

老年人的健康评估者可以是医院的医护人员或社区服务人员，也可以是老年人自身、其家属或与其亲密接触者。对老年人全面而系统的健康评估需由医院专业医护人员进行，包括对实验室检验、X线检查等辅助检查结果的分析；但日常生活中随时的、简单的健康评估则可在家庭或社区内进行，尤其是居家健康评估更有助于老年人早期发现疾病的征兆，以便及时寻求医疗帮助。

二、影响老年人健康的因素

（一）影响老年人健康的生物因素有哪些？

影响老年人健康的生物因素主要包括以下几个方面：

1. 生物性致病因素：是指由病原微生物引发的传染病、寄生虫病和感染性疾病，如肝炎、结核等。

2. 遗传因素：指某些与遗传密切相关的疾病，如糖尿病、高血压等。

3. 生物学特征：主要指老年人的年龄、种族、性别等因素而导致的对某些疾病的易感性增强。

（二）影响老年人健康的心理因素有哪些？

影响老年人健康的心理因素主要是指能引起老年人的情绪和情感变化的因素。老年人的情绪与情感和躯体的健康状态、对生活事件的反应能力与承受能力、既往的生活与工作经历等紧密相关。在心理应激或情绪激动时，机体会出现一些正常的生理性反应，如血压增高、心率与呼吸加快等。良好的情绪反应有助于机体保持心态平衡，提高机体的免疫功能，而长期不良的情绪容易使机体内分泌失调、免疫功能下降，增加疾病的发生风险。

（三）影响老年人健康的环境因素有哪些？

环境是人类生存与发展的重要条件，环境对健康的影响日益受到人们的重视，老年人的很多健康问题与其生活的环境密切相关。

1. 自然环境：主要指与阳光、空气、水、土壤、气候和地理等相关的因素。水污染、食品污染、空气污染等自然环境的变化会直接或间接地影响人的健康。

2. 社会环境：可涉及与老人生活密切相关的经济、文化、家庭社会制度、风俗习惯、人口状况与教育情况等因素。良好的社会环境对老年人的健康起到积极的促进作用。

（四）影响老年人健康的行为与生活方式因素有哪些？

人的行为与生活方式是指受一定文化因素、社会经济、社会规范及家庭的影响，人们为满足其生存与发展的需要而形成的生活意识与生活行为习惯的总称。WHO 统计显示，影响人的健康因素中行为与生活方式占 60%。目前行为与生活方式因素对人健康的影响已成为最主要因素。良好的行为与生活方式，如适当的运动、规律的生活、健康的饮食等，可使人处于良好的健康状态，而吸烟、过度饮酒、不合理的饮食与睡眠及缺乏体育运动等已成为危害人们健康的主要因素。

（五）影响老年人健康的医疗卫生服务因素有哪些？

医疗卫生服务是指医疗卫生机构和专业卫生人员为防病、治病和促进健康，运用卫生资源和医疗技术向个体、群体与社会提供的卫生服务。影响老年人健康的医疗卫生服务因素主要包括医疗卫生服务的内容、覆盖的范围及服务质量等，这些均与老年人的健康密切相关。能够方便前往医疗卫生机构就医或在家庭内能够获得适当的医疗卫生服务，满足老年人对医疗服务的需求是至关重要的。

三、老年人的躯体健康评估

（一）老年人的躯体健康评估包括哪些内容？

躯体健康评估包括健康史评估、体格检查及评估老年人日常生活功能是否正常。其中健康史包括现病史、既往史以及家族史三个方面的内容；体格检查包括一般状况（身高、体重、步态及活动度）、全身状况（生命体征、营养状况及智力状况）及局部状况（皮肤、毛发、指甲、头面部、胸部、腹部、脊柱与四肢及神经系统）；日常生活功能状态的评估包括对日常生活能力、工具性日常生活能力及高级日常生活能力三个方面的评估，日常生活能力是指老年人从事日常的生活自理能力，工具性日常生活能力是指老年人使用工具的能力，高级日常生活能力是老年人参加社会活动的能力。

（二）老年人及家属可以进行哪些方面的评估？

老年人及家属可以在家中对老年人进行躯体健康评估，内容主要包括身高、体重的评估；步态及活动度的观察；体温、血压、脉搏、呼吸的测量；全身营养状况及局部状况的评估；老年人日常生活功能状态的评估等。

（三）怎样进行老年人的身高、体重评估？

老年人可以在家中自行用皮（卷）尺和体重秤测量身高、体重。从 50 岁起，老年人的身高逐渐缩短，体重可能逐渐减轻。要注意有无体重突然下降，短时间内体重持续的下降需提高警惕，可到医院进行进一步检查以确定原因。

（四）怎样进行老年人的步态及活动度观察？

主要应观察老年人四肢的活动度及步态是否稳健。步态是指人走路的姿态。四肢活动度降低，活动耐力下降，同时有步态改变时常提示有疾病的可能，比如帕金森病患者会出现慌张步态，表现为起步困难，迈步后小碎步向前冲，越走越快，身体向前倾，有一种要扑倒在地的趋势，不能及时停步或转弯；小脑病变患者会出现醉酒步态，表现为像喝醉酒后一样，走路重心不稳，步伐紊乱不规律。

（五）怎样测量老年人的体温？

常用的是测口温与测腋温两种途径。口温即测量口腔的温度，其正常值是 36.2℃—37.0℃；腋温是测量腋窝的温度，是最常用的一种测温方法，其正常值是 36.5℃—37.5℃。测肛温一般只有在医院内进行，居家评估时较少使用。正常情况下，老年人体温较正常值偏低。如午后重测体温比清晨高 1℃以上，可判断为发热；如持续 24 小时低于 35℃，可判断为低体温症，需送医院治疗。

1. 水银体温计：测量前需将温度计的水银柱甩至 35℃以下，以保证测量准确。测口温时将体温计的水银端放到舌头左或右下方的舌下窝中（图 1-1），测量时间约 3 分钟，通过观察水银柱的刻度值来确定体温；测腋温时需要擦干腋窝处的汗液，将体温计的水银端放到腋窝处，同侧手臂屈曲，手掌过胸放在另一侧肩部，以夹紧腋窝（图 1-2），使体温计紧贴皮肤，测量时间约 10 分钟，观察体温值的方法与测口温相同。年龄较大者测量体温时宜有人陪伴，防止测口温时老年人不慎咬破体温计，或测腋温时由于忘记将体温计取出就擅自活动，导致体温计破损，水银外泄。

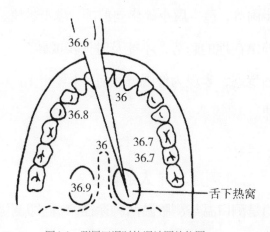

图 1-1　测量口温时体温计置放位置

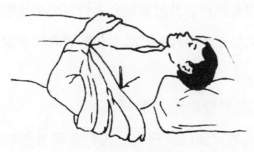

图1-2　测量腋温

2.电子体温计：能快速准确地测量人体体温，与传统的水银体温计相比，读数更加方便，测量时间较短，测量精度高，且不含水银，对人体及周围环境无危害，特别适合于家庭、医院及公共场所等使用。按照与被测温者的距离进行分类，可将电子体温计分为接触式与非接触式两种类型，公共场所对人群进行体温监测时多用非接触式电子体温计，而居家与医院多用接触式电子体温计。使用时只需按住开关进入开机状态，将探头放在需要测温的位置，直到听见蜂鸣声音，体温数值即可显示出来。停止使用时只需按开关进行关机或约1—2分钟后自动关机。

（六）怎样测量老年人的脉搏？

使被测量者处于安静状态，测量者将食指、中指和无名指屈曲，指端按在被测者腕部桡动脉上进行测量，一般测半分钟，计数值乘以2，得到每分钟的脉搏次数，其正常值是60—100次/分。测量时注意评估脉搏的规律和强弱。正常情况下，老年人脉搏与成年人接近，跳动均匀，间隔时间一致，每次搏动强弱相同。老年人也可学会自查脉搏，及时发现心血管系统的异常改变，尤其当自觉心慌、气短、无力时，及时发现脉搏的异常更具有意义。

（七）怎样测量老年人的呼吸？

可由老年人的家属或其他相关人员在测量老年人脉搏的同时测量呼吸，应使被测量者处于安静状态下，并在其不知觉的情况下测量呼吸次数，这样可避免因其精神紧张而导致呼吸频率加快。观察老年人呼吸时主要观察其胸部或腹部的起伏，一般应观察半分钟，呼吸计数值乘以2，得到每分钟的呼吸次数，正常值为16—20次/分，老年人呼吸频率稍增快，25次/分以下可视为正常。测量时注意评估呼吸的节律是否规律、均匀，有无呼吸费力。

（八）怎样测量老年人的血压？

测量血压可用水银血压计或电子血压计。电子血压计更易于操作，且不需要听诊器，不受测量者的听力及周围环境噪声的影响，更适用于居家使用。测量时同样需要使被测量者处于安静状态，并使其手臂与其右心房处于同一高度（图1-3），肘部伸直，手掌向上，用自动放气程序将袖带内空气排尽，绑在上臂中部，松紧度以能插入一根手指为宜，按测量键自动测量血压并在显示屏上显示出血压值。其正常值为收缩压（测得的高血压值）90—140mmHg，舒张压（测得的低血压值）60—90mmHg，老年人由于动脉硬化血压可有所增高，但一般收缩压不超过 140—160mmHg，舒张压不应超过 100mmHg。当情绪激动、活动、发烧或休息不佳等情况时血压可增高，如无相关诱因，血压持续增高应及时去医院进行有针对性的检查。

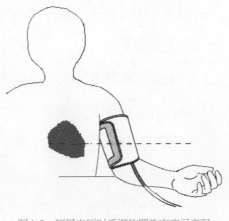

图 1-3　测量血压时手臂的置放高度示意图

（九）怎样评估老年人的全身营养状况？

老年人全身营养状况的评估需要了解其饮食情况，日常活动量以及有无饮食的限制，如糖尿病需低糖或无糖饮食。同时结合其身高、体重，计算体质指数（BMI），计算的方法为体质指数（BMI）= 体重（kg）/ 身高（m）^{2}，例如体重 70kg，身高 1.7m，体质指数为 $70/1.7^2$=24.2。体质指数的正常值为 18—25，体质指数小于 18 为偏瘦，25—30 为超重，大于 30 为肥胖。

（十）怎样评估老年人的身体局部状况？

局部状况的评估包括皮肤、毛发、指甲、头面部、胸部、腹部、脊柱与四肢及神经系统。

1.皮肤：评估老年人的皮肤是否干燥、缺乏弹性，皱纹增加并出现老年斑。对于长期卧床的老年人需要检查臀部、脚跟、肘部等有无压疮发生。

2.毛发：评估老年人头发是否逐渐稀少，变白变细，出现脱发现象，有无睫毛变白现象。

3.指甲：注意检查老年人的指甲是否变黄、变厚、变硬，有没有灰指甲。

4.头面部：主要应评估老年人是否有眼睛凹陷，视力减退，出现老花眼。听力是否逐渐下降，有时出现耳鸣。鼻腔是否干燥，嗅觉有无减退。口唇颜色是否变淡，有无口腔干燥，味觉减退，牙齿变黄、变黑、松动或缺失等。

5.胸部：评估老年人是否有胸腔前后径变大，横径变小，扩张受限，呼吸音减弱等情况。注意检查老年女性乳房是否变平坦、下垂。

6.腹部：老年人易发生腹壁肌肉松弛，检查腹部时应按压腹部以检查有无压痛与肿块。

7.脊柱与四肢：观察有没有脊柱弯曲，四肢肌肉萎缩，检查关节活动度，有无疼痛、畸形。

8.神经系统：评估老年人是否发生感觉反应迟钝、记忆力减退、注意力不集中、睡眠时间缩短、容易疲劳及动作不协调等情况。

（十一）怎样评估老年人的日常生活功能状态？

1.日常生活能力评估：即老年人从事日常的生活自理能力评

估，主要评估内容包括吃饭、穿衣服、洗澡、上厕所、行走等能力，是评价老年人是否需要他人照顾或辅助器械的指标。

2. 工具性日常生活能力评估：即老年人使用工具的能力评估，评估内容主要包括打电话、做饭、购物、洗衣服、使用交通工具、服药等能力，是评价老年人能否独立生活的能力。

3. 高级日常生活能力评估：即老年人参加社会活动的能力评估，评估内容有社交、娱乐活动、职业工作等能力。随着年龄的增加，老年人的这种能力可能逐渐丧失。

日常生活功能状态中最早出现缺失的能力是高级日常生活能力。老年人如果出现了高级日常生活能力下降，就存在更严重功能下降的可能，需要对其进行日常生活能力和工具性日常生活能力的评估，进而来判断功能缺失的程度和制定相应措施以提高其生活质量。

4. 老年人可以使用日常生活能力量表（表1-1）进行日常生活能力的自我评估。总得分少于16分为正常，大于16分显示有功能下降。有2个或2个以上单项超过3分或总分超过22分均表明有明显功能障碍。

表1-1　日常生活能力量表

圈上最适合的情况			
1. 使用公共车辆	1	2	3	4
2. 行走	1	2	3	4
3. 做饭菜	1	2	3	4
4. 做家务	1	2	3	4

圈上最适合的情况			
5. 吃药	1	2	3	4
6. 吃饭	1	2	3	4
7. 穿衣	1	2	3	4
8. 梳头、刷牙等	1	2	3	4
9. 洗衣	1	2	3	4
10. 洗澡	1	2	3	4
11. 购物	1	2	3	4
12. 定时上厕所	1	2	3	4
13. 打电话	1	2	3	4
14. 处理自己钱财	1	2	3	4

注：1：自己完全可以；2：有些困难；3：需要帮助；4：根本无法做。

四、老年人的心理健康评估

（一）为什么要进行老年人的心理健康评估？

心理健康能够直接影响老年人的躯体健康和社会功能。进入老年期，随着机体各项生理功能的减退，以及家庭、社会生活和角色的改变，老年人的心理特征也发生了变化。进行心理健康评估，可以帮助了解老年人的心理活动变化，及时发现存在的心理问题，以便有针对性地开展心理护理，促进老年人身心健康。

（二）老年人的心理健康评估包括哪些方面内容？

心理健康评估包括自我概念、认知、情绪与情感、压力与应对四个方面。自我概念是指老年人对自身的身体特征、个性特征和社会角色的认识。认知是指老年人对外界信息接收和处理的能力，包括思维能力、语言能力和定向力。情绪与情感是指老年人对自身需要满足情况的反映，最常见的不良情绪是焦虑和抑郁。

压力与应对是指日常生活的各种事件对老年人所产生的压力及其应对的方式。

（三）老年人心理健康的评估方法有哪些？

心理健康评估一般采用交谈法、观察法及量表评定法。交谈是直接的语言性交流，是心理健康评估时最常用的一种方法，但值得注意的是，与老年人进行交流时语言应简单、清楚，必要时要重复询问，同时应认真倾听。观察是非语言性交流，包括眼神、表情、语调、姿势等的观察，需要评估者细致观察老年人的每一个细节，以获得有效的信息。心理健康相关的评定量表包括焦虑评定量表、抑郁评定量表、压力评定量表等。有些老年人由于视力或书写能力障碍不能独立填写量表时可以通过与老年人交谈，询问评定量表上的问题并进行评分，在交谈的同时还可观察老年人的眼神、表情、语调等进一步评估老年人的心理健康状况。

（四）什么是健康的心理？

健康的心理是自我认同、自尊、认知正常、情绪稳定、积极乐观，面对压力意志坚强，能积极克服困难，能适应社会，有良好的人际关系，并且其心理特征具有稳定性。

（五）什么是不健康的心理？

不健康的心理可以表现为自尊心过强，喜欢炫耀吹嘘自己；

过于自卑，认为自己没有能力、没有成就；抑郁，情绪悲观消极，对任何事物都缺乏兴趣，认为自己是多余的人，会给家庭带来负担；面对生活中的应激事件无法做出正确的应对，遭受打击后变得沮丧、悲观、抑郁，甚至发展为癔症、自杀。此外，感觉孤独、寂寞、猜疑、嫉妒、暴躁等都是不健康的心理状态。

（六）怎样进行老年人自我概念的评估？

1.通过交谈的方法了解老年人对自己的认同程度，这是最常用的评估老年人自我概念的方法。自我概念包括物质自我（身体、外表、穿着等）、社会自我（社会地位、成就等）和心理自我（个性、能力等）三个方面，具体问题例如，喜欢自己身体的哪部分？不喜欢哪部分？觉得自己在外表及穿着上有哪些需要改变？家庭情况怎么样？觉得自己有哪些成就？觉得自己处理事情的能力如何？自己的个性是怎么样的？亲人、朋友、邻居都是怎么评价自己的？对自己满意吗？等等。

2.通过观察法也可帮助评估老年人的自我概念，主要是观察老年人的外表、穿着是否干净、整洁、得体；是否愿意与人沟通，是否有眼神接触；有没有表现出抑郁、焦虑、悲观、暴躁等情绪。

3.通过 Rosenberg 自尊量表（表1-2）来评估老年人的自我概念。

表 1-2　Rosenberg 自尊量表

1. 我认为自己是个有价值的人，至少与别人不相上下。
   （1）非常同意　　（2）同意　　（3）不同意　　（4）非常不同意
2. 我觉得我有许多优点。
   （1）非常同意　　（2）同意　　（3）不同意　　（4）非常不同意
3. 总的来说，我倾向于认为自己是一个失败者。*
   （1）非常同意　　（2）同意　　（3）不同意　　（4）非常不同意
4. 我做事可以做得和大多数人一样好。
   （1）非常同意　　（2）同意　　（3）不同意　　（4）非常不同意
5. 我觉得自己没有什么值得自豪的地方。*
   （1）非常同意　　（2）同意　　（3）不同意　　（4）非常不同意
6. 我对自己持有一种肯定的态度。
   （1）非常同意　　（2）同意　　（3）不同意　　（4）非常不同意
7. 整体而言，我对自己感到满意。
   （1）非常同意　　（2）同意　　（3）不同意　　（4）非常不同意
8. 我要是能更看得起自己就好了。*
   （1）非常同意　　（2）同意　　（3）不同意　　（4）非常不同意
9. 有时我的确感到自己很没用。*
   （1）非常同意　　（2）同意　　（3）不同意　　（4）非常不同意
10. 我有时认为自己一无是处。*
   （1）非常同意　　（2）同意　　（3）不同意　　（4）非常不同意

　　注：每项均采用四级评分法，赋分为 1—4 分，不带 * 项目为正向赋分，即"非常同意"赋分 1 分，"非常不同意"赋分 4 分，带 * 号项目为反向赋分，即"非常同意"赋分 4 分，"非常不同意"赋分 1 分。总分范围 10—40 分，分值越高，自尊程度越高。

（七）怎样对老年人的认知进行评估？

　　认知的评估主要通过向老年人提问的方式进行，根据老年人回答问题的情况来判断其认知能力。具体包括以下三个方面：

　　1. 思维能力评估：评估老年人是否能够正确地理解和回答问题，沟通时表情、语言是否自然，注意力是否集中，短时或长时记忆力是否正常，比如能否重复一句话，能否复述当天发生过的事情。

2. 语言能力评估：评估老年人的语言表达是否流畅，发音、内容是否正确，能否正确复述提问者的话，能否正确说出常用物品的名称，能否进行阅读和书写。

3. 定向力评估：评估老年人是否能够正确说出现在的时间、具体所处的地点、自己的名字及描述房间中物品的摆放位置。

（八）怎样对老年人的情绪和情感进行评估？

1. 通过交谈和观察评估情绪和情感。询问老年人平时的情绪怎样，有没有什么事情特别高兴或难过，平时进食的情况以及晚上睡眠的情况如何；观察老年人有没有焦虑、紧张的状况，比如多汗、皮肤苍白等。

2. 通过汉密顿焦虑量表（表1-3）和老年抑郁量表（表1-4）来评估老年人的情绪状态。

表1-3 汉密顿焦虑量表

请选择最适合的答案（①无症状 ②轻 ③中等 ④重 ⑤极重）

1. 焦虑心境：担心、担忧，感到有最坏的事情将要发生，容易激惹
① ② ③ ④ ⑤

2. 紧张：紧张感，易疲劳，不能放松，情绪反应，易哭、颤抖、感到不安
① ② ③ ④ ⑤

3. 害怕：害怕黑暗，陌生人，一人独处，动物，乘车或旅行及人多的场合
① ② ③ ④ ⑤

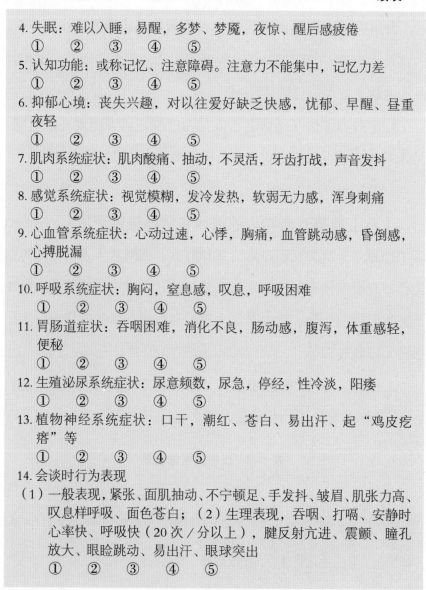

4. 失眠：难以入睡，易醒，多梦、梦魇，夜惊、醒后感疲倦

　①　　②　　③　　④　　⑤

5. 认知功能：或称记忆、注意障碍。注意力不能集中，记忆力差

　①　　②　　③　　④　　⑤

6. 抑郁心境：丧失兴趣，对以往爱好缺乏快感，忧郁、早醒、昼重夜轻

　①　　②　　③　　④　　⑤

7. 肌肉系统症状：肌肉酸痛、抽动，不灵活，牙齿打战，声音发抖

　①　　②　　③　　④　　⑤

8. 感觉系统症状：视觉模糊，发冷发热，软弱无力感，浑身刺痛

　①　　②　　③　　④　　⑤

9. 心血管系统症状：心动过速，心悸，胸痛，血管跳动感，昏倒感，心搏脱漏

　①　　②　　③　　④　　⑤

10. 呼吸系统症状：胸闷，窒息感，叹息，呼吸困难

　①　　②　　③　　④　　⑤

11. 胃肠道症状：吞咽困难，消化不良，肠动感，腹泻，体重感轻，便秘

　①　　②　　③　　④　　⑤

12. 生殖泌尿系统症状：尿意频数，尿急，停经，性冷淡，阳痿

　①　　②　　③　　④　　⑤

13. 植物神经系统症状：口干，潮红、苍白、易出汗、起"鸡皮疙瘩"等

　①　　②　　③　　④　　⑤

14. 会谈时行为表现

（1）一般表现，紧张、面肌抽动、不宁顿足、手发抖、皱眉、肌张力高、叹息样呼吸、面色苍白；（2）生理表现，吞咽、打嗝、安静时心率快、呼吸快（20次／分以上），腱反射亢进、震颤、瞳孔放大、眼睑跳动、易出汗、眼球突出

　①　　②　　③　　④　　⑤

注：汉密顿焦虑量表所有项目采用五级评分法，赋分0—4分。无症状时赋分0分；症状轻赋分1分；症状中等赋分2分；症状重赋分3分；症状极重赋分4分。总分超过29分可能有严重焦虑，超过21分肯定有明显焦虑，超过14分肯定有焦虑，超过7分可能有焦虑，如果小于6分提示没有焦虑症状。

表1-4 老年抑郁量表

选择最切合您一周来的感受的答案，在每题 [　　] 内答"是"或"否"。

1. [　　]　　你对生活基本上满意吗？*
2. [　　]　　你是否已放弃了许多活动与兴趣？
3. [　　]　　你是否觉得生活空虚？
4. [　　]　　你是否感到厌倦？
5. [　　]　　你觉得未来有希望吗？*
6. [　　]　　你是否因为脑子里一些想法摆脱不掉而烦恼？
7. [　　]　　你是否大部分时间精力充沛？*
8. [　　]　　你是否害怕会有不幸的事落到你头上？
9. [　　]　　你是否大部分时间感到幸福？*
10. [　　]　　你是否常感到孤立无援？
11. [　　]　　你是否经常坐立不安，心烦意乱？
12. [　　]　　你是否愿意待在家里而不愿去做些新鲜事？
13. [　　]　　你是否常常担心将来？
14. [　　]　　你是否觉得记忆力比以前差？
15. [　　]　　你觉得现在活得很惬意吗？*
16. [　　]　　你是否常感到心情沉重、郁闷？
17. [　　]　　你是否觉得像现在这样活着毫无意义？
18. [　　]　　你是否总为过去的事忧愁？
19. [　　]　　你觉得生活很令人兴奋吗？*
20. [　　]　　你开始一件新的工作很困难吗？
21. [　　]　　你觉得生活充满活力吗？*
22. [　　]　　你是否觉得你的处境已毫无希望？
23. [　　]　　你是否觉得大多数人比你强得多？
24. [　　]　　你是否常为些小事伤心？
25. [　　]　　你是否常觉得想哭？
26. [　　]　　你集中精力有困难吗？
27. [　　]　　你早晨起来很快活吗？*
28. [　　]　　你希望避开聚会吗？
29. [　　]　　你做决定很容易吗？*
30. [　　]　　你的头脑像往常一样清晰吗？*

注：带*的10条用反向赋分（回答"否"时赋分1分，回答"是"赋分0分），不带*的20条用正向赋分（回答"是"时赋分1分，回答"否"赋分0分）。得0—10分可视为正常范围，即无抑郁症，11—20分为轻度抑郁，21—30分为中重度抑郁。

（九）怎么对老年人的压力与应对进行评估？

1. 通过交谈了解老年人是否有压力的存在，压力源、感知及应对方式。评价老年人能否正确应对压力、减轻压力、适应变化。具体问题例如，近来有哪些事情让你有压力或焦虑？你跟家人的关系如何？你怎么看待这件事（压力源）？有没有能力应付？用什么方法缓解压力？等等。

2. 通过社会支持量表（表1-5）和应对方式量表（表1-6）来衡量老年人的压力与应对。社会支持量表可以了解老年人的社会支持系统，应对方式量表可以了解老年人面对挫折和压力时应对方式的选择。

表1-5　社会支持量表

【项目和评定】

指导语：以下12个句子，每一个句子后面各有7个答案。请你根据自己的实际情况在每句后面选择一个答案。例如，选择①表示您极不同意，即说明您的实际情况与这一句子极不相符；选择⑦表示您极同意，即说明你的实际情况与这一句子极相符；选择④表示中间状态，以此类推。

1. 在我遇到问题时有些人（领导、亲戚、同事）会出现在我的身旁
　　①极不同意　　②很不同意　　③稍不同意　　④中立　　⑤稍同意
　　⑥很同意　　⑦极同意
2. 我能够与有些人（领导、亲戚、同事）共享快乐与忧伤
　　①极不同意　　②很不同意　　③稍不同意　　④中立　　⑤稍同意
　　⑥很同意　　⑦极同意
3. 我的家庭能够切实具体地给我帮助
　　①极不同意　　②很不同意　　③稍不同意　　④中立　　⑤稍同意
　　⑥很同意　　⑦极同意

【项目和评定】

4. 在需要时我能够从家庭获得感情上的帮助和支持
①极不同意　　②很不同意　　③稍不同意　　④中立　　⑤稍同意
⑥很同意　　　⑦极同意

5. 当我有困难时有些人（领导、亲戚、同事）是安慰我的真正源泉
①极不同意　　②很不同意　　③稍不同意　　④中立　　⑤稍同意
⑥很同意　　　⑦极同意

6. 我的朋友们能真正地帮助我
①极不同意　　②很不同意　　③稍不同意　　④中立　　⑤稍同意
⑥很同意　　　⑦极同意

7. 在发生困难时我可以依靠我的朋友们
①极不同意　　②很不同意　　③稍不同意　　④中立　　⑤稍同意
⑥很同意　　　⑦极同意

8. 我能与自己的家庭谈论我的难题
①极不同意　　②很不同意　　③稍不同意　　④中立　　⑤稍同意
⑥很同意　　　⑦极同意

9. 我的朋友们能与我分享快乐与忧伤
①极不同意　　②很不同意　　③稍不同意　　④中立　　⑤稍同意
⑥很同意　　　⑦极同意

10. 在我的生活中有些人（领导、亲戚、同事）关心着我的感情
①极不同意　　②很不同意　　③稍不同意　　④中立　　⑤稍同意
⑥很同意　　　⑦极同意

11. 我的家庭能心甘情愿协助我作出各种决定
①极不同意　　②很不同意　　③稍不同意　　④中立　　⑤稍同意
⑥很同意　　　⑦极同意

12. 我能与朋友们讨论自己的难题
①极不同意　　②很不同意　　③稍不同意　　④中立　　⑤稍同意
⑥很同意　　　⑦极同意

注：选①赋分1分，选②赋分2分，选⑦赋分7分，余类推。得分小于32表明你的社会支持系统存在严重的问题，可能和你的个性有关；得分小于50，你的社会支持存在一定问题，但不是很严重。

表 1-6　Jaloviee 应对方式量表

应对方式	从不	偶尔	有时	经常	总是
1. 担心					

应对方式	从不	偶尔	有时	经常	总是
2. 哭泣					
3. 一笑了之					
4. 干体力活					
5. 相信事情会变好					
6. 寻求其他解决问题的办法					
7. 从事情中学会更多东西					
8. 祈祷					
9. 试图控制局面					
10. 变得神经质					
11. 客观、全面地看待问题					
12. 寻找解决问题的最佳办法					
13. 向家人、朋友寻求安慰或帮助					
14. 独处					
15. 回想以往解决问题的办法并分析是否仍有用					
16. 吃食物，如瓜子、口香糖					
17. 试图从事情中发现新的含义					
18. 将问题暂时放在一边，想一些其他事情					
19. 将问题分为小块处理					
20. 幻想					
21. 设立解决问题的具体目标					
22. 准备面对最坏的结果					
23. 接受事实					
24. 疯狂、大喊大叫					
25. 与相同处境的人商讨解决问题的办法					
26. 睡一觉，相信第二天事情会变好					
27. 不担心，凡事终会有好结果					
28. 主动寻求改变处境的方式					
29. 回避					

应对方式	从不	偶尔	有时	经常	总是
30. 能做什么就做些什么，即使并无效果					
31. 让其他人来处理这件事					
32. 将注意力转移至他处					
33. 饮酒					
34. 埋怨他人使你陷入困境					
35. 认为事情已经无望而听之任之					
36. 认为自己命该如此而顺从					
37. 静思					
38. 服用药物					
39. 绝望、放弃					
40. 吸烟					

五、老年人的社会健康评估

（一）什么是老年人的社会健康评估？

社会健康评估是对老年人的社会生活、社会功能进行评估。进入老年期，老年人的社会生活会发生改变，所承担的社会关系、角色和功能也会有所不同，比如退休、衰老、疾病、丧偶及重组家庭等。社会健康评估的主要内容包括角色功能评估、文化背景评估、家庭评估及环境评估四个方面。

（二）老年人社会健康评估的方法有哪些？

社会健康评估的方法与心理健康评估相同，可运用交谈、观察及评定量表的方法。

（三）老年人主要有哪些社会生活的改变？

1. 退休：退休老年人所要面临的是工作角色的丧失、社会关系的改变。退休前，工作是一个人活动和社交的主要来源，到了退休年龄，离开工作岗位前，会产生"恐老"的情绪，怀疑甚至不愿意接受自己已步入老年人的行列。退休后，离开熟悉的同事和工作环境，老年人常常感觉空闲时间增多，交往接触面突然变狭窄了，生活变得单调、枯燥、空虚，易出现抑郁、焦虑等情绪；退休后社会生活的主要空间变成了家庭和社区，由于家庭角色也发生了改变，收入减少，家庭地位从原来的生产者或决策者，变成了依赖者，容易出现沮丧、自尊心下降等情绪。退休的适应期大约需要一年。

2. 面对亲人和朋友的死亡：配偶是老年人生活中能够给予照顾、安慰和支持的最重要的伴侣，然而生老病死是自然规律，失去配偶是难以避免的，这也是老年人无法承受的悲伤和孤独的主要原因。老年人常因此对未来丧失信心而自我封闭，陷入压抑、孤独、绝望中，健康状况和生活质量都会受到影响，甚至产生不同程度的精神障碍。

朋友的死亡同样使老年人感到孤独和与社会隔离，更加感觉无依无靠，丧失生活的信心。

3. 面对衰老和疾病：衰老是不可避免的，面对衰老往往会出现两种情况，一种是否认自己衰老，或认为衰老不好，很多老年人希望退休后继续工作以提升自己的价值来否认或延缓衰老；另一种是在生理衰老前，先出现了心理衰老，认为自己老了，没用了，常与后辈沟通发生障碍。

慢性疾病和功能损害也是老年人需要适应的改变。调查显示，有85％的老年人患一种慢性疾病，50％的老年人患两种或更多种慢性疾病。同时，老年人还将不可避免地经历身体功能障碍。这些都导致了老年人生活自理能力下降，依赖性增加，自我概念及生活方式改变等。

4. 家庭再定位：家庭是老年人获得情绪支持和生活满足的来源，家庭支持是老年生活美满的要素。随着子女长大独立、结婚，与老年人分开居住，老年人需要去适应独居和家庭结构的改变。

（四）怎样对老年人的角色功能进行评估？

可通过交谈的方法了解老年人所承担的家庭角色和社会角色的改变，评估老年人能否正确地认知自己的角色并适应角色的改变。良好的角色认知和适应是指老年人清楚知道自己目前所承担的角色，认同别人对他的角色期待，满意自己的角色，没有角色适应不良的表现，如疲乏、抑郁、睡眠不好、食欲不振等；同时能够融入社会活动，有一定的社会角色。评估角色功能时与老年人交谈的主要内容包括：

1. 询问老年人在退休后对目前的情况是否适应。

2. 让老年人描述和评价自己退休前后在家庭中所承担的角色，与家人相处的情况，夫妻关系、性生活等。询问是否有变化，是否能适应这么改变，对目前的情况是否满意。

3. 了解老年人每天的日常活动，是否有参与到社会活动中，是否有良好的社会人际交往。

4.询问老年人是否对自己的角色感到压力过大，不能胜任，是否出现容易疲劳、失眠、头疼等生理不适，是否有紧张、焦虑或抑郁等情绪障碍。

（五）怎样对老年人的文化背景进行评估？

文化背景会影响到老年人对健康问题的看法、治疗方法的选择、对衰老、疾病和死亡看法及日常饮食和生活的规律。评估的方法是通过交谈了解老年人的价值观、信仰和习俗。如：

1.你认为什么是人生最重要的？遇到困难会寻求哪些力量的帮助？

2.是否参加某种组织？是否有宗教信仰？平时参加哪些宗教活动？宗教信仰对饮食、生活习惯及疾病治疗上有哪些特殊限制？

3.平时饮食上有哪些习俗？多进食哪些食物？用什么方法烹饪？认为哪些食物是有益的？哪些是有害的？

（六）怎样对老年人所在家庭进行评估？

家庭评估可通过交谈、观察和评估量表的方式进行。

1.通过交谈了解老年人心目中家庭成员之间的关系。可询问"你认为您的家庭是否和睦？家庭生活是否快乐？家庭的日常生活安排有哪些？是否经常有家庭聚会？"等问题进行评估。

2.通过观察了解老年人与家庭成员之间的沟通交流情况及家庭的氛围等。

3.通过家庭功能量表（表1-7）来评估家庭功能。

表1-7　APGAR家庭功能量表

	总是	经常	有时	很少	从不
1. 当我遇到困难时，可从家人那里得到满意帮助					
2. 我很满意家人与我讨论与分担问题的方式					
3. 当我从事新的活动或希望发展时，家人能接受并给我支持					
4. 我很满意家人对我表达感情的方式以及对我情绪（如愤怒、悲伤、爱）的反应					
5. 我很满意家人与我共度时光的方式					

注：选择"总是"赋分4分，"经常"赋分3分，"有时"赋分2分，"很少"赋分1分，"从不"赋分0分。总分越高，表示家庭功能越好。15—20分表示家庭功能良好；9—14分表示家庭功能轻度障碍；0—8分表示家庭功能严重障碍。

（七）怎样对老年人的居住环境进行评估？

环境评估包括自然环境和社会环境两方面的评估。

1.自然环境的评估包括了解老年人的居住环境以及社区资源。老年人退休后，主要的生活场所就是家庭和社区。因此，需要通过观察评估居家环境是否安全，有没有存在或潜在的对健康有害的危险因素；社区有没有医疗保健机构及休闲娱乐设施等。

老年人适宜居住在低层楼区，方便上下楼，楼梯不抖，并要有照明设备，扶手要稳；居室内要光线充足、温度适宜，地面要平整、地板不宜太光滑，打蜡要用防滑地板蜡，地毯要不易滑动，厨房盥洗台、浴室内接近洗手台、浴缸及坐厕的周围要有防滑垫，如有条件可以安装扶手，方便老年人进出；室内家具摆放不宜太拥挤，走道要保证没有障碍物；睡床不宜太高，防止上下床时跌倒，床垫不宜太软，否则老年人在床上会坐不稳；厨房燃气设备的开关标志要明确，电线安置妥当，应远离火源。

2. 社会环境包括经济、教育水平、生活方式、社会关系与社会支持。老年人退休后经济收入减少，可导致家庭和社会地位的改变，要了解老年人的经济来源、收入情况、是否有经济困难等；良好的教育有助于老年人认识疾病、获取健康保健的信息，因此，也要了解老年人的文化教育水平；不同地区、民族、职业、社会阶层的老年人生活方式并不相同，可通过交谈评估老年人饮食、睡眠、活动等日常习惯及有无酗酒、吸烟等。社会关系网包括与老年人有直接或间接关系的所有人或人群，从社会关系网所获得的支持称为社会支持，老年人的社会支持可来自家庭成员、邻居、老同事、朋友等，通过了解他们与老年人的关系是否稳定，是否彼此尊重，能否提供关怀和帮助等来评估老年人的社会支持。

六、老年人的生活质量评估

（一）什么是老年人的生活质量？

生活质量又称为生存质量或生命质量，与健康不等同，是比健康更广的、全面评价生活优劣的概念；也有别于生活水平，生活水平是为满足物质、文化生活的需要而消耗的产品和劳动的多少，生活质量是以生活水平为基础，但侧重于精神文化层面的需求满足程度和环境状况的评价，简单地说，是指生活得好或不好。

中国老年医学会将老年人生活质量定义为：60 岁或 65 岁以上的老年人群身体、精神、家庭和社会生活满意的程度和老年人对生活的全面评价。

（二）老年人的生活质量评估包括哪些方面？

生活质量评估是多维度的评估，包括躯体健康、心理健康、社会功能、综合评价四个方面。躯体健康、心理健康和社会功能在前面的内容中已经介绍，而综合评价主要包括生活满意度的评估、主观幸福感的评估以及综合性生活质量的评估，通过三个评估量表，可以对老年人进行评估，老年人也可进行自我评估。

（三）怎样评估老年人的生活满意度？

可用生活满意度指数（表1-8）来评估生活满意度。

表1-8　生活满意度指数

下面的一些陈述涉及人们对生活的不同感受。请阅读下列陈述，如果你同意该观点，就请在"同意"之下做一记号；如果不同意该观点，请在"不同意"之下做一记号；如果无法肯定是否同意，则在"？"之下做一记号。请务必回答每一个问题。

1. 当我老了以后发现事情似乎要比原先想象得好。（A）
　　同意　　不同意　　　？
2. 与我所认识的多数人相比，我更好地把握了生活中的机遇。（A）
　　同意　　不同意　　　？
3. 现在是我一生中最沉闷的时期。（D）
　　同意　　不同意　　　？
4. 我现在和年轻时一样幸福。（A）
　　同意　　不同意　　　？
5. 我的生活原本应该是更好的时光。（D）
　　同意　　不同意　　　？
6. 现在是我一生中最美好的时光。（A）
　　同意　　不同意　　　？
7. 我所做的事情多半是令人厌烦和单调乏味的。（D）
　　同意　　不同意　　　？
8. 我估计最近能遇到一些有趣的令人愉快的事。（A）
　　同意　　不同意　　　？
9. 我现在做的事和以前做的事一样有趣。（A）
　　同意　　不同意　　　？
10. 我感到老了、有些累了。（D）
　　同意　　不同意　　　？

11. 我感到自己确实上了年纪，但我并不为此而烦恼。（A）
    同意　　不同意　　?

12. 回首往事，我相当满足。（A）
    同意　　不同意　　?

13. 即使能改变自己的过去，我也不愿有所改变。（A）
    同意　　不同意　　?

14. 与其他同龄人相比，我曾做出较多的愚蠢的决定。（D）
    同意　　不同意　　?

15. 与其他同龄人相比，我外表较年轻。（A）
    同意　　不同意　　?

16. 我已经为一个月甚至一年后该做的事制订了计划。（A）
    同意　　不同意　　?

17. 回首往事，我有许多想得到的东西均未得到。（D）
    同意　　不同意　　?

18. 与其他人相比，我惨遭失败的次数太多了。（D）
    同意　　不同意　　?

19. 我在生活中得到了相当多我所期望的东西。（A）
    同意　　不同意　　?

20. 不管人们怎样说，许多普通人是越过越糟，而不是越过越好了。（D）
    同意　　不同意　　?

注：A为正向赋分项目，D为反向赋分项目。赋分分为0分与1分，得分从0分（满意度最低）到20分（满意度最高）。

（四）怎样评估老年人的主观幸福感？

主观幸福感可用纽芬兰纪念大学幸福度量表（表1-9）进行评估。

表1-9　纽芬兰纪念大学幸福度量表

如果符合你的情况，请回答"是"，如果不符合你的情况，回答"否"。最近几个月里你感到：
（1）满意到极点？（PA）

（2）情绪很好？（PA）

（3）对你的生活很满意？（PA）

（4）很走运？（PA）

（5）烦恼（NA）

（6）非常孤独或与人疏远？（NA）

（7）忧郁或非常不愉快？（NA）

（8）担心，因为不知道将会发生什么情况？（NA）

（9）感到你的生活处境变得艰苦？（NA）

（10）一般说来，生活处境变得使你感到满意？（PA）

（11）这是我一生最难受的时期？（NE）

（12）我像年轻时一样高兴？（PE）

（13）我所做的大多数事情都令人厌烦或单调？（NE）

（14）我所做的事像以前一样使我感兴趣？（PE）

（15）当我回顾我的一生时，我感到相当满意（PE）

（16）随着年龄的增加，一切事情更加糟糕？（NE）

（17）你感到孤独的程度如何？（NE）

（18）今年一些事情使我烦恼？（NE）

（19）如果你能到你想住的地方去住，你愿意到那儿去住吗？（PE）

（20）有时我感到活着没意思？（NE）

（21）我现在像我年轻时一样高兴？（PE）

（22）大多数时候我感到生活是艰苦的（NE）

（23）你对你当年的生活满意吗？（PE）

（24）我的健康情况和我的同龄人比与他们相同甚至还好些？（PE）

注：PA：正性情感；NA：负性情感；PE：一般正性体验；NE：一般负性体验。每项目回答"是"赋分2分，答"不知道"赋分1分，答"否"赋分0分。总分=PA-NA+PE-NE，得分范围-24至+24。为了便于计算，加上常数24，记分范围0—48。

（五）怎样评估老年人的综合性生活质量？

综合性生活质量的评估可用老年人生活质量评定表（表1-10）进行评估。

表 1-10　老年人生活质量评定表

项　目	得　分
身体健康：	
1. 疾病症状：	
（1）无明显病痛	3分
（2）间或有病痛	2分
（3）经常有病痛	1分
2. 慢性疾病	
（1）无重要慢性疾病	3分
（2）有，但不影响生活	2分
（3）有，影响生活功能	1分
3. 畸形残疾	
（1）无	3分
（2）有（轻、中度驼背）不影响生活	2分
（3）畸形或因病致残，部分丧失生活能力	1分
4. 日常生活功能	
（1）能适当劳动、爬山、参加体育活动，生活完全自理	3分
（2）做饭、管理钱财、料理家务、上楼、外出坐车等有时需人帮助	2分
（3）丧失独立生活能力	1分
身体健康共计得分：	
心理健康：	
5. 情绪、性格	
（1）情绪稳定，性格开朗，生活满足	3分
（2）有时易激动、紧张、忧郁	2分
（3）经常忧郁、焦虑、压抑、情绪消沉	1分
6. 智力	
（1）思维能力、注意力、记忆力都较好	3分
（2）智力有些下降，注意力不集中，遇事易忘，但不影响生活	2分
（3）智力明显下降，说话无重点，思路不清晰，健忘、呆板	1分
7. 生活满意度	
（1）夫妻、子女、生活条件、医疗保健、人际关系等都基本满意	3分
（2）某些方面不够满意	2分
（3）生活满意度差，到处看不惯，自感孤独苦闷	1分
心理健康共计得分：	

项　　目	得　分
社会适应：	
8. 人际关系	
（1）夫妻、子女、亲戚朋友之间关系融洽	3分
（2）某些方面虽有矛盾，仍互相往来，相处尚可	2分
（3）家庭矛盾多，亲朋往来少，孤独	1分
9. 社会活动	
（1）积极参加社会活动，在社团中任职，关心国家集体大事	3分
（2）经常参加社会活动，有社会交往	2分
（3）不参加社会活动，生活孤独	1分
社会适应共计得分：	
环境适应：	
10. 生活方式	
（1）生活方式合理，无烟、酒嗜好	3分
（2）生活方式基本合理，已戒烟，酒不过量	2分
（3）生活无规律，嗜烟，酗酒	1分
11. 环境条件	
（1）居住环境、经济收入、医疗保障较好，社会服务日臻完善	3分
（2）居住环境不尽如人意，有基本生活保障	2分
（3）住房、经济收入、医疗费用等造成生活困难	1分
环境适应共计得分：	

　　注：第一项"身体健康"的判断标准：12分为优良，8—11分为良好，5—7分为较差，4分为差。第二项"心理健康"的判断标准：9分为优良，6—8分为良好，4—5分为较差，3分为差。第三项"社会适应"的判断标准：6分为优良，4—5分为良好，3分为较差，2分为差。第四项"环境适应"的判断标准：6分为优良，4—5分为良好，3分为较差，2分为差。总分30—33分说明生活质量良好，20—29分说明生活质量为中等，11—19分说明生活质量差。

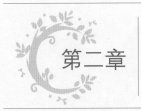

第二章　老年人日常保健与护理

　　老年人日常保健与护理的目的是为维护和促进其健康，保持精神愉快，提高生活质量。从生理、心理和社会各方面了解老年人的特点，掌握老年人具体的衰老特征及各系统的老化进程差异，有利于有针对性地采取有效的保健与护理措施。老年人日常保健与护理的主要内容包括皮肤清洁与衣着卫生、营养与饮食、排泄、睡眠与休息、运动与活动、五官保健、性保健、

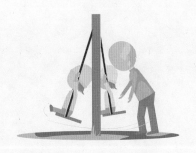

心理保健及保证安全九个方面。老年人可以通过自我保健及时监测自己的健康状况，早期发现危险信号并及时采取措施；同时可以增强生活自理能力，养成良好的生活方式与习惯，合理膳食，适度锻炼，保持良好精神状态，延缓衰老。

一、皮肤清洁与衣着卫生

（一）老年人的皮肤有哪些特点？

皮肤对人体起着重要的保护作用，健康的皮肤是光滑而有弹性的。进入老年期，皮肤逐渐老化，变得松弛、粗糙，皮脂腺分泌皮脂减少会导致皮肤干燥，出现皱纹，弹性降低，皮下脂肪组织明显减少，皮肤变薄，含水量减少而缺乏光泽，面部、手背等处可出现老年斑，皮肤的排泄功能、感觉功能和抵抗力均下降。毛发变白、变少，易脱落。

（二）老年人怎样做皮肤保健？

老年人的皮肤保健可以分为三个部分：全身保护、一般护理及特殊护理。全身保护是指从情绪、生活规律、营养及身体锻炼等整体角度出发，促进健康，以维持皮肤的良好状态。一般护理是指皮肤的清洁、保养等日常护理。特殊护理是指对皮肤症状的护理，老年人最常见的皮肤症状就是皮肤瘙痒。

（三）老年人怎样从情绪方面进行皮肤保健？

老年人的情绪对健康有很大的影响，情绪波动、压抑、暴躁、焦虑等都对健康有损害。表现在皮肤上，如果心情舒畅、精神状态好，往往是面色红润、容光焕发，长期保持良好的情绪，皮肤也会变得细腻、年轻；如果情绪压抑、为某些事情忧虑，往往面色不佳、愁眉苦脸，长期情绪不佳，会影响内分泌功能，导致皮肤变得粗糙、黯淡、失去光泽。因此，老年人要保持心胸开阔、乐观舒畅、情绪平和，避免情绪的剧烈波动，积极培养兴趣爱好，让生活有所寄托，在生活中寻找乐趣。

（四）老年人怎样从生活规律方面进行皮肤保健？

老年人有规律地生活有利于健康，也有利于皮肤保健。最主要是要有充足的睡眠，早睡早起，每天保证6—8小时的睡眠。很多老年人有午睡的习惯，尤其是夏季，那么，午睡是不是时间越长越好呢？老年人午睡时间不宜过长，一般以半小时到1小时之间为宜。时间过长，醒来后反而会更加疲劳和困倦，并且会导致生物钟紊乱，晚上的睡眠质量下降，睡不着或半夜易醒。此外，还要注意老年人不要刚吃完饭就午睡，一般要在午饭30分钟后午睡为宜。

（五）老年人怎样从营养方面进行皮肤保健？

合理的营养能让老年人的皮肤显得细腻、有光泽、面色红润。营养不良则会使皮肤变得粗糙、面黄肌瘦。因此，老年人要保证每天有充足的营养。首先，要保证足够的蛋白质摄入，比如瘦肉、鱼虾、鸡蛋、牛奶、豆浆等都是富含蛋白质的食物，一般老年人每天摄取蛋白质的量约为每公斤体重1—1.5克。其次，要补充含丰富维生素的食物，尤其含维生素 A、维生素 B_2、维生素 C、维生素 E 的食物，如新鲜的蔬菜、水果、豆制品、花生、芝麻、核桃等。此外，老年人应多饮水，防止皮肤缺水而老化，尤其应主动饮水，因老年人敏感性下降，即使缺水也不会感觉口渴；同时要减少饮用酒类、浓茶和咖啡等对皮肤有刺激作用的食物。

（六）老年人怎样从身体锻炼方面进行皮肤保健？

老年人加强体育锻炼可以促进皮肤的血液循环和新陈代谢，有利于排出毒素。相对缓慢的、不激烈的有氧运动是最合适老年人的选择，如散步、体操、太极拳、游泳、登山、跳舞等。现在很多社区都配备运动设施，老年人可选择适合自己体力的器械进行锻炼，锻炼时要量力而行、注意保暖，尤其出汗后要及时擦干，防止吹风受凉。

（七）老年人皮肤清洁的方式有哪几种？

根据清洁的部位及清洁的方式，可分为全身清洁和局部清洁。全身清洁包括淋浴、盆浴或床上擦浴；局部清洁包括头发、脸部、手、足、会阴等部位的清洁。

（八）老年人怎样进行皮肤清洁？

清除身体表面的油脂、尘土、汗液、细菌等能有效防止毛孔堵塞而导致的毛囊感染、发炎等。老年人应用温水、低刺激性沐浴用品洗脸、擦身或洗澡，水温一般在40℃左右，选用质地柔软的毛巾，不宜用碱性强的肥皂，可选用具有滋润、保护作用的洗发液、沐浴液。夏天可以每天或隔天洗澡，冬天也应每2—3天洗澡一次。老年妇女应用温水每天清洗会阴部，预防感染。头发每周应至少清洗1—2次。洗澡时要注意保暖，室内温度以24℃—26℃为宜。温水浴可以改善皮肤血液循环，消除疲劳。冷水浴则可健身防病，增加皮肤的抵抗力、弹性和紧张度。老年人可以根据自己身体状况选择合适的水温。洗澡时间不宜过长，一般10—15分钟左右，防止时间过长导致胸闷、晕厥等。洗澡时卫生间不要反锁，如果发生意外，家属能及时发现。

（九）老年人在何种情况下不适宜进行淋浴或盆浴？

身体虚弱、心跳加快、呼吸困难、发烧等；严重贫血、出血性疾病或感染性疾病；身体外伤或压疮；空腹或饱食后。

（十）老年人在洗浴时发生头晕或晕倒应如何处理？

洗浴时若发生头晕、恶心、呼吸困难等症状，应立即结束洗浴。需先用浴巾包裹老人身体避免受凉，休息片刻，等平静下来后再回到房间，请家属或护理人员测量脉搏、血压、体温等。若老人晕倒在浴室，家属不要随意搬动，应先将浴盆内水排出，并向医护人员求助。

（十一）患有肢体偏瘫的老年人如何安全进入浴盆？

若偏瘫老年人自己能进浴盆，可指导老人自己进入，具体方法如下：首先坐在浴盆外面洗浴台上，用健侧手抓住浴盆边扶手，把健侧腿放进浴盆，然后用健侧手抬起患侧腿放进浴盆。必要时家属协助老人，具体方法如下：家属站在老人身后，双手抱住老人腰部或抓住缠绕在老人腰部的宽腰带将老人扶起后，协助其坐在浴盆边的洗浴台上；让老人用健侧手抓住扶手，家属一只手扶住老人身体，另一只手抬起老人患侧腿慢慢放入浴盆。

（十二）如何给老年人进行室内擦浴？

为老年人擦浴前要首先询问是否有大小便，然后关好门窗，调节室温在25℃以上，以免着凉。将要更换的清洁衣服拿至床旁，把温水倒入脸盆内约2/3满，放置在床旁椅上。擦洗面部时，将一条浴巾铺于老人枕上，另一条盖于胸前，将毛巾包于操作者手上，放入水中浸湿后依次擦拭眼部、前额、面颊、鼻翼、耳后、下颌至颈部。擦拭上肢和手时，先脱去上衣，盖好浴毯，将毛巾涂好浴皂，擦洗老人上肢直至腋窝，而后用清水擦洗，并用浴巾擦干。擦洗胸、腹、背部时应尽量减少身体不必要的暴露，以免受凉；擦洗女性乳房时应环形用力，注意擦净乳房下方皱褶处皮肤。擦洗下肢时，先擦洗踝部、膝关节、大腿，擦干后将盆移于足下，将足部轻轻置于盆内，浸泡后擦洗足部。根据情况修剪指甲。若足部过于干燥，可使用润肤露。

（十三）老年人怎样进行皮肤保养？

老年人可以从以下三个方面对皮肤进行保养：适当应用护肤品、按摩与泡脚。每天早晚洗脸后，用乳霜涂擦脸部和手部，以防皮肤干燥。护肤品的选择要根据自己皮肤的情况，如果皮肤较干，可以选用有滋润作用的护肤品；如果皮肤较油，经常脸泛油光，则要避免使用含油脂类的护肤品。在购买产品时，不要盲目相信一些商家利用老年人渴望年轻的心理，夸大产品除皱、养颜效果。

老年人皮下组织萎缩，皮肤常变得松弛，面部及手部皮肤的按摩可以维持皮肤的紧张度，减少皱纹和老年斑。老年人可以每天自己进行按摩，方法是双手手掌互相搓热后，压紧面颊部的皮肤，自中心向两侧，均匀画圈按揉；额头也可用双手手指自中心向两侧画圈按摩；手部皮肤可以用一手手掌按摩另一手手背，双手交替进行。按摩动作宜轻柔，力度以皮肤有舒适感为度，直至产生热感，每天可按摩2—3次。

老年人每天睡前热水疱脚可以促进血液循环、消除疲劳。热水温度在40℃左右即可，泡脚时间以20—30分钟为宜，时间过长容易出现心慌等不适症状。脚部有伤口或脚气病时不要泡脚，防止发生感染的扩散。

（十四）老年人为什么会出现皮肤瘙痒？

引发老年人出现全身皮肤瘙痒的常见原因包括：①季节温度变化的刺激；②毛衣、肥皂等刺激；③饮食不节制，常吃辛辣食物、虾蟹、海鲜，饮酒、吸烟、喝浓茶、咖啡等；④局部感染；⑤其他疾病，如糖尿病、甲状腺功能低下、胆道疾病、肾炎、肾衰竭、肿瘤等。

（十五）老年人皮肤瘙痒时应怎样进行护理？

针对皮肤瘙痒的原因，老年人应停止使用刺激性强的肥皂，宜穿全棉内衣，毛衣不要直接贴身穿；饮食宜清淡，忌辛辣食物、浓茶、咖啡等；经常进行皮肤清洁，洗手后擦护手霜，洗澡后在全身各部位涂抹甘油或护肤霜；积极治疗疾病；皮肤瘙痒时避免用手指搔抓，防止抓破皮肤导致感染，可用手指指腹按摩瘙痒部位以缓解症状。皮肤瘙痒严重时应及时去医院寻求有效的治疗手段。

（十六）老年人在衣着卫生方面有哪些需要注意的事项？

老年人机体抵抗能力减弱，冬天怕冷、夏天怕热。衣着的选择应以舒服、保暖、柔软、宽大为宜，并尽量选择穿脱方便的衣服；要避免长裤或睡衣的下摆过长，否则容易绊脚。夏季要选择丝绸等吸汗能力强、通气性好、易于散热的衣服，穿轻便布鞋；冬季要选择保暖性好的衣服，内衣以棉质为宜，外出时宜戴顶毛织帽，穿保温、防滑的棉鞋，防止受凉与摔倒。老年妇女不要穿高跟鞋，防止扭伤；同时也尽量不穿拖鞋，防止跌倒。穿脱衣裤、鞋子时要坐着进行。

老年人要做好个人卫生，勤洗澡，勤换洗衣物，定期修剪指甲，每天早晚刷牙、饭后漱口，有义齿的老年人每餐饭后都应取下刷洗。

二、饮食与营养

（一）老年人需要哪些营养？

老年人的营养需求包括蛋白质、糖类、脂肪、维生素、矿物质、纤维素和水分。蛋白质是组成人体的重要成分，含蛋白质高的食物主要有米、面、豆类、肉类和蛋奶类等；糖类是提供能量的主要物质，白糖、红糖等蔗糖以及谷物、薯类等淀粉类食物是糖类摄入的主要来源；脂肪既是能量的贮备又是构成细胞的成分，肉类、蛋类和食用油是含脂肪较多的食物；维生素主要有维持机体健康、调节生理功能的作用，蔬菜和水果中含有丰富的维生素；矿物质中老年人最需要补充的是钙和铁，含钙丰富的食物有蛋类、鱼类、海带等，含铁丰富的食物有动物肝脏、肉类、木耳、海带等；纤维素能够帮助通便，促进胆固醇代谢和降低血糖的作用，纤维素主要从蔬菜类和谷物中摄入；水分是维持生命所必需的，老年人每天可通过饮水、汤羹类食物及进食水果等补充水分。

（二）老年人健康饮食要遵循哪些原则？

老年人健康饮食的原则是：足量的优质蛋白、低脂肪、低胆固醇、低糖、低盐、高纤维素、充足维生素和水分、适量矿物质。此外，食物多样、荤素杂食、以素为主、营养均衡、热量适当、合理烹饪，并养成良好的饮食习惯等都是保证老年人合理补充营养、维持健康的原则。

（三）老年人的食物烹饪时应注意哪些？

为了方便老年人咀嚼，易于消化吸收，食物的选择和烹饪要做到"细、松、软"，比如蔬菜可以选择质地比较软的丝瓜、茄子、绿叶菜的嫩叶等，并应切成小块；肉类食物多选择瘦肉，尽可能切成丝或肉末。多用煮或炖的方法，时间稍长一些，使食物煮的更加松软。少加糖、盐、味精等调味料，老年人由于味觉不敏感，常喜欢多放调味料，容易导致糖、盐摄入过多，引起糖尿病、高血压等疾病，因此老年人可以在煮菜时多加一些味道比较浓厚的食物，如姜、蒜、香菜、洋葱、香菇、红枣、肉桂、五香粉、八角等，也可加醋、橙汁等酸味食物刺激食欲。

（四）老年人怎样养成良好的饮食习惯？

老年人要养成良好的饮食习惯，需要在日常饮食中注意以下几个方面：

1. 少量多餐，食量合理分配，避免过饥过饱。老年人每餐进食的量一般不应过多，为了能有足够的热量和营养，可以每天吃5—6餐，避免吃得过饱，每餐八分饱即可。可以在中间进食一些小点心，如营养麦片、豆浆、水果、酸奶等。

2. 要注意饮食卫生。蔬菜、水果要洗干净；不要吃过期、变质、腐烂的食物；食物要煮透，避免吃生食或半生不熟的食物；切生食和熟食的菜刀和菜板最好分开；吃剩的饭菜要盖好或放到冰箱，防止被苍蝇等昆虫污染；不要吃路边商贩卖的不洁食物或烹饪不熟的食物。

3. 食物要温度适宜，宜温偏热。

4. 少吃辛辣食物。吃多了容易上火、口干舌燥或腹泻。

5. 进食速度不宜过快，避免暴饮暴食。

（五）老年人怎样补充蛋白质？

老年人补充足够蛋白质对于维持机体正常代谢和增强抵抗力有重要作用。我国规定老年人每天蛋白质供给量根据各年龄层劳动强度不同分为：60—69岁老年人，男性每天供给70—80克，女性60—70克；70—79岁老年人，男性65—70克，女性55—60克；80岁以上老年人，男性60克，女性55克；或可简单换算为每天每公斤体重1—1.5克。

米、面等主食进食量大，是蛋白质的一个主要来源，但是质量不高。老年人补充的蛋白质至少有一半应是优质蛋白，也就是来自动物性食品、豆类及坚果类的蛋白质，比如瘦肉、鱼肉、鸡蛋、牛奶、豆腐、豆浆、花生、核桃、杏仁、腰果等。一般来说，老年人每天应进食动物性食品100—150克，豆类食品30—50克。

（六）老年人怎样补充糖类？

糖类是人体最重要的能源物质。老年人胰岛素对血糖的调节作用减弱，糖分的摄入过多容易引起血糖升高，因此，每天应少于30—50克。蔗糖以及谷物、薯类等淀粉类食物是糖类的主要来源，其次是一些含果糖多的食物，如水果、蜂蜜等。

（七）老年人怎样补充脂肪？

老年人应减少脂肪的摄入。脂肪摄入过多，可导致肥胖、高脂血症、动脉粥样硬化等疾病。脂肪的摄入量每天每公斤体重应少于1克。食用油也应尽量选择豆油、花生油、芝麻油、玉米油等植物油，每天用量控制在25—50克。避免肥肉、猪油、牛油等，应少吃油炸食物。

老年人还应减少胆固醇的摄入，每天胆固醇摄入应少于0.5克。含胆固醇丰富的食物主要有动物肝脏、动物脑、蛋黄、鱼子、奶油等。

（八）老年人怎样补充维生素？

蔬菜、水果是补充维生素的最佳来源。老年人每天应吃

350克水果，可以选择一些比较软的水果，如香蕉、西瓜、水蜜桃、番茄、猕猴桃等，也可以做成果汁食用。蔬菜类可以食用胡萝卜、青椒、绿叶菜、豌豆苗等。另外，动物内脏、鱼肝油、蛋黄等食物中虽含有丰富维生素，但为了防止胆固醇过高，应少量食用。

（九）老年人怎样补充矿物质？

老年人需要补充的矿物质最主要的是钙和铁。老年人对钙的吸收、储存和利用能力都有所下降，常因缺钙导致骨质疏松症，容易发生骨折，因此，应每天摄入钙0.6克。含钙丰富的食物主要有牛奶、豆制品、木耳、海带等。经常晒太阳也能促进钙的吸收。

老年人对铁的吸收和利用能力下降易导致缺铁性贫血。含铁丰富的食物主要有牛肉、羊肉、动物内脏、香菇、木耳、海带、豆制品、黑豆、豌豆、芥菜、菠菜、香菜、桂圆、乌鱼、虾子、淡菜等。炒菜时选用铁锅也能增加铁的摄入。

（十）老年人怎样补充纤维素？

由于老年人消化系统功能减弱，胃肠蠕动减慢，容易发生便秘。纤维素可以刺激胃肠蠕动，可有效地防止便秘。因此，老年人每天要进食一定量的粗粮、蔬菜和水果等富含纤维素的食物。

（十一）老年人怎样补充水分？

老年人要主动饮水，可以在白天少量多次喝水，尤其清晨起床后喝一杯温开水可以促进排便，防止发生便秘。每天饮水量约在 1500—2000 毫升左右，也就是相当于 4 瓶 500 毫升矿泉水的量。睡前应少喝水，避免夜间上厕所而影响睡眠。

三、排　泄

（一）老年人常出现哪些排泄问题？

老年人由于泌尿系统功能下降，常出现夜尿增多、尿失禁等问题，也容易发生尿路感染；同时，由于结肠蠕动变慢及肛门括约肌的松弛，可出现便秘或大便失禁等问题。

（二）如何保证老年人正常排尿？

老年人在白天要多饮水，每天大约需要 1500—2000 毫升左右；睡前少喝水，防止夜尿多而影响睡眠。每次外出前要排尿，防止在外找不到厕所而憋尿。长时间憋尿，尿液超过膀胱的容量，就会向输尿管回流，时间长了会使膀胱括约肌变松弛、前列腺肥大，引起老年人排尿困难；由于尿液中含有多种毒素，长时间存留在体内会对老年人的健康造成危害，严重者甚至导致尿毒症。因此，对于老年人来说，有了尿意就要及时排尿。

（三）如何保证老年人正常排便？

老年人要养成定时排便的习惯。每天早晨起床后最好喝一杯温开水，起到润滑肠道的作用；由于早餐后胃肠运动最活跃，因此，宜养成在早餐后定时排便的习惯。另外，每天都要吃适量的蔬菜与水果，坚持适当运动，如有便秘倾向时可通过按摩腹部等促进排便。

排便时最适宜的姿势是蹲位。因为下蹲时，腹腔内的压力增大，能够促进粪便排出。但需注意老年人蹲位排便的时间不能过长，起身时要缓慢。体力较弱或有高血压、心脏病的老人应避免蹲位，适宜坐位排便，排便时身体稍微向前倾斜，或在脚下踩一个小板凳，能起到增加腹腔内压力，促进排便的作用。

（四）老年人为什么会出现尿失禁？

尿失禁是指膀胱内的尿液不受意识控制而不自主地自尿道排出。由于比较多的老年人会出现尿失禁，使人们误以为尿失禁是衰老的正常表现。事实上，老年人出现尿失禁并非生理性变化，应及时到医院就诊，查明原因，积极治疗。老年人出现尿失禁的原因主要包括以下几个方面：

1.压力性尿失禁：是指老年人由于腹腔内压力突然增加而引起的尿失禁，程度轻重不等，有少量溢出的情况，也有完全不受控制的排尿。老年人的神经和内分泌功能下降，导致排尿控制能力下降，同时由于尿道括约肌的老化松弛，一旦出现腹腔内压力突然增加的情况，尿液就可能不自主地排出。例如精神紧张、用力咳嗽、打喷嚏、大笑、大哭、提重物等都可能导致老年人压力性尿失禁。

2. 真性尿失禁：是指老年人由于疾病的影响，使膀胱逼尿肌持续性地张力增高，同时由于尿道括约肌的老化松弛，导致尿液不受控制地排出。例如膀胱及尿道炎症、膀胱结石、膀胱肿瘤等疾病都可导致老年人真性尿失禁。

3. 假性尿失禁：是指老年人由于疾病的影响，造成下尿路或膀胱逼尿肌无力，引起尿潴留，在膀胱过度膨胀而压力增高的情况下迫使尿液溢出，因此又称溢出性尿失禁。例如尿道狭窄、前列腺增生、泌尿系统肿瘤等疾病都可导致老年人假性尿失禁。

（五）尿失禁的老年人需怎样护理？

尿失禁会给老年人生活上带来很多不便，由于排尿不受控制及尿液的异味，妨碍了老年人参加社交活动，也损害其自尊心，严重影响了老年人的生活质量。由于老年人抵抗能力低，经常有尿液溢出也容易引起泌尿系统感染。尿失禁的老年人在日常生活中应注意以下几个方面：

1. 尿失禁会引起外阴部和臀部皮肤发红、溃烂，甚至发生压疮、感染，因此，要经常清洗会阴部和臀部；如果使用尿布，应经常更换；保持会阴部和臀部皮肤干燥，每次排尿后或更换尿布后，要用卫生纸或湿巾擦干。

2. 卧床的老年人，要学会使用尿壶，尿壶应放在老年人容易拿到的地方，同时老年人也要尽量选择容易穿脱的裤子。

3. 晚饭少喝汤水或稀饭，睡前少喝水，防止夜尿多，影响睡眠。

4. 肥胖的老年人要适当减肥，消瘦体弱的老年人要加强营养和积极锻炼。

5. 应力性尿失禁的老年人，可通过静坐的时候做缩肛门动作来锻炼括约肌，使病情有所好转。此外，要尽量避免一些增加腹腔内压力的动作，如大笑、用力咳嗽、提重物等。

6. 经常有少量尿液溢出的时候，可以使用尿垫，并积极训练排尿功能，让老年人在有尿意时憋尿，定时排尿。

7. 尿失禁常让老年人自尊心受挫，感到羞耻、难堪，对排尿产生恐惧，不愿意参加社会活动。因此，应劝老年人不必太过担心，告知尿失禁是可以通过治疗和排尿锻炼而得到控制或减轻症状的，树立其对康复的信心；鼓励积极参加一些娱乐活动，比如看电视、下棋等，来转移注意力，缓解精神紧张。

（六）老年人为什么会出现尿潴留？

老年人尿潴留是指膀胱内有大量尿液但不能自主排出，感觉有尿意，但是排尿困难。老年人出现尿潴留的原因有多种，包括肿瘤、膀胱结石、尿道结石、前列腺肥大、疼痛、精神刺激、排泄环境改变、长期憋尿、药物副作用、腹部外伤、手术等。

（七）尿潴留的老年人需怎样护理？

尿潴留的老年人在日常生活中应注意以下几个方面：

1. 由于各种疾病引起的尿潴留，要积极治疗原发疾病。

2. 老年人要保持良好的心态，克服紧张、焦虑等不良情绪。

3. 老年男性如有前列腺肥大应注意根据季节冷暖添加衣服，避免感冒，尤其下肢更应注意避免受凉，并尽量少食用辛辣食物。

4. 发生尿潴留时可以先用诱导排尿的方法，让老年人听流水声或水滴到盆内溅出的水声，促进排尿。还可用热水袋或热毛巾热敷下腹部，但老年人对热不敏感，热水袋不宜太烫，注意防止烫伤，最好用薄的毛巾包裹热水袋后再热敷。还可以采用热水坐浴或热水冲洗腹部的方法使肌肉松弛，促进排尿。除此之外，在肚脐下方轻轻顺时针按摩，并向下轻轻按压膀胱，也可以起到促进排尿的作用，但应避免用力过大造成膀胱破裂。如以上方法都无效，膀胱感觉很胀无法缓解时，应立即到医院采取导尿等措施，避免引发严重并发症。

（八）老年人为什么会出现排便失禁？

老年人排便失禁主要是由于肛门括约肌受损或神经功能损伤，导致排便不受控制，粪便不自主地经肛门排出。此外，如老年人长期卧床，可导致腹腔内压力降低，每次排便都不能完全排净，尤其伴有腹泻时，残留的粪便也会不受控制地自肛门溢出。

（九）排便失禁的老年人应怎样护理？

排便失禁的老年人在日常生活中应注意以下几个方面：

1. 排便失禁对老年人来说是难以启齿的问题，容易出现抑郁、恐惧等心理反应。老年人要保持积极乐观的心态，家属要给予安慰和鼓励。

2. 应保持老年人肛门周围皮肤的清洁，每次发现有粪便溢出，要及时用卫生纸擦净，并用湿毛巾清洗、擦干臀部。如发现臀部有发红可以涂一些凡士林油、四环素药膏、氧化锌软膏等防止发生皮疹。

3. 对于使用尿垫的老年人，要注意及时更换。污染的衣物和被单也应及时更换、清洗，经常通风以保持室内空气清新，为老年人提供一个干净的环境，同时也减轻其心理不适与负担。

4. 注意观察老年人排便规律，及时帮助老年人上厕所或提供便盆排便。

5. 改善饮食，选择高蛋白、高热量、易消化、含纤维素多的食物。纤维素能够增加粪便的体积，刺激肠道蠕动，有助于加强排便的规律性，改善排便失禁的状况。

（十）老年人为什么会便秘？

便秘是指排便次数减少，2天或更长时间才排便一次，或每天排便但是量很少，粪便坚硬，老年人常感觉排便困难。引起老年人便秘的原因有很多，包括老年人胃肠功能降低、胃肠蠕动变慢；肛门括约肌松弛排便无力，使粪便长期积聚；情绪的影响，如抑郁、恐惧、紧张等；生活环境的改变；不良的生活习惯，如水分摄入不足、食物中含纤维素过少、体力活动减少、运动不足、没有养成定时排便的习惯等。

（十一）便秘的老年人需怎样护理？

便秘的老年人在日常生活中应注意以下几个方面：

1. 要积极养成定时排便的习惯，早餐后排便最佳。

2. 要改变饮食习惯，多饮水，多进食含纤维素丰富的食物，如蔬菜、水果等，主食可以选择一些粗粮，如红薯、玉米面、小米等。

3. 可以在肚脐周围按顺时针方向进行腹部按摩，也就是按右下腹、右上腹、左上腹、左下腹的顺序进行。

4. 保持心情舒畅，积极进行体育锻炼，坚持每天散步、做操等。

5. 排便前可以帮助老年人用开塞露通便。用时将顶部剪掉，挤出少许润滑，插入肛门后将药液挤入，忍耐5—10分钟即可排便。

6. 便秘严重的时候，要到医院就诊。

四、睡眠与休息

（一）老年人的睡眠有哪些特征？

良好的睡眠是身体健康的保证。随着年龄的增长，睡眠时间缩短，睡眠变浅，早晨也醒得早，这些均是正常现象。老年人每天的睡眠时间一般为6—8小时。老年人易出现睡眠质量下降，表现为入睡困难、早醒、睡眠中多次醒转，严重者通宵不能入睡，甚至睡眠中出现呼吸困难、呼吸暂停症状。

（二）影响老年人睡眠的因素有哪些？

影响老年人睡眠的因素主要有以下几个方面：

1. 心理因素：是影响老年人睡眠的最常见因素，多由于受到生活中事件的影响出现情绪改变，如睡前过度用脑、情绪激动常不能安静入睡，严重时会产生紧张、焦虑、抑郁或精神障碍。

2. 疾病、药物的影响：老年人往往患有多种慢性疾病和疼痛，病痛产生的不适会影响睡眠质量。药物也对睡眠产生影响，如降压药、消炎药、支气管扩张药、抗抑郁药及不恰当地服用安眠药等均可影响睡眠。长期服用安眠药或抗抑郁药，突然停服，会导致失眠。

3. 不良的生活习惯：如睡前喝咖啡、浓茶、过多进食或饮水、长时间酗酒、过长时间看电视或过度活动等都可以影响老年人的睡眠。

4. 不良的睡眠习惯：睡前准备、睡眠的姿势和习惯等也是影响睡眠的因素。

5. 睡眠的环境：睡眠环境中噪声、强光、过冷或过热、床铺的舒适度、枕头的高度与软硬度等会直接影响睡眠，尤其对入睡影响更大；出门旅行或串门导致睡眠地点发生变化或出现时差时也会影响睡眠。

（三）老年人失眠时有哪些表现？

失眠是指无法入睡或睡眠时间不足，是以经常不能获得正常睡眠为特征的一种疾病。主要表现为入睡困难，入睡时间超过30分钟；睡眠浅，夜间醒来的次数超过2次；睡眠质量差，经常做噩梦；早醒、醒后无法再入睡、睡眠时间短，总的睡眠时间少于6小时；第二天起床后，老年人感觉头昏、头痛、缺乏精力、经常打瞌睡、注意力不易集中、记忆力减退等。

（四）老年人失眠时应怎么办？

针对老年人的失眠应该注意：

1. 首先要查明原因，根据原因采取针对性的措施。如果是由于疾病、疼痛引起的失眠，除了积极治疗之外，最重要的是尽量控制症状，减少对睡眠的影响；如果是药物引起的失眠，可以跟医生咨询，考虑更换药物的品种或在服药期间服用少量的安眠药以保证睡眠质量。

2. 养成良好的饮食习惯。晚餐吃得宜早一些，睡前两三个小时内不要进食。如果晚餐太晚或吃得太饱就睡觉的话容易入睡困难。人进入睡眠状态后，机体的生理性活动会减慢，睡前吃东西会加重肠胃负担，不仅影响入睡，还损害健康。

晚餐宜吃一些清淡、容易消化且不会刺激胃肠或产生胃肠胀气的食品。如果吃太多含纤维素丰富的食物或者豆类等产气的食物，肚子就会发胀，易导致睡不着觉。如果吃得太咸，就容易口渴，睡前喝水过多，又会导致夜尿多而影响睡眠。但这并不表示晚上不能喝水，而是要适量的喝水。睡前喝一碗小米粥、一杯糖水或热牛奶能让老年人更易入睡、睡得更安稳，但要注意不要喝得太多。睡前不要喝咖啡、浓茶或酒。

3. 养成良好的睡前习惯。做好睡前准备，比如刷牙、洗脸、泡脚或洗澡，喝杯热饮料；不做剧烈运动，但可以在床边稍微活动，伸展四肢；入睡前不要思考问题、用脑过度，可做一些轻松的事情让大脑放松，这样更容易入睡；要避免白天睡觉过多，限制午睡在 1 小时以内；避免睡前情绪激动；避免睡前说话使大脑兴奋而影响睡眠。

4. 养成良好的睡眠习惯。生活作息规律，早睡早起；睡觉姿势正确，向右侧身睡觉最好；不要仰面睡觉，仰卧使全身骨骼、肌肉处于紧张状态，不利于消除疲劳；睡觉时不要把手搭在胸口，这样容易做噩梦，影响睡眠质量；不要张口睡觉，以免病毒和细菌乘虚而入，也避免肺部和胃部受冷空气和灰尘的刺激引起疾病；不要蒙头睡觉，以免因吸入自己呼出的二氧化碳而导致缺氧，对身体产生不利影响。

4. 要有舒适的睡眠环境。卧室只用于睡眠，不要在卧室看电视、看书等；房间要保持空气流通，但睡觉时身体不要正对风口，以免引起感冒、腹泻等；睡觉时房间要关灯，如果有开灯睡觉的习惯，就不要让光源正对着老年人，否则容易使人难以入睡或容易惊醒；冬天室内有暖气或电热器的情况下，睡觉时不要离暖气片或电热器太近，否则容易烫伤，晚上起床上厕所也会因为突然离开热源，温差变化太大而受凉感冒。

5. 心理因素常常是引起失眠症的一个重要原因，老年人往往开始时是由于某种原因引起忧虑、抑郁等情绪而失眠，之后更多的是因为害怕失眠而在入睡前就产生焦虑，这样恶性循环就加重失眠的症状。因此，老年人要调整好心态，学会自我放松，消除焦虑等不良情绪，树立战胜失眠症的自信心。

6.失眠可以通过镇静安眠类药物改善症状，但要注意必须在医生的指导下正确选用安眠药，不能滥用，避免长期使用，防止发生药物蓄积及药物依赖。安眠药只能临时性服用，不能每天服，否则一旦产生依赖，突然停药会出现反跳性失眠，也就是说可能出现比原来更严重的失眠。

（五）什么是睡眠呼吸暂停综合征？

睡眠呼吸暂停综合征是指由于各种原因引起上呼吸道的堵塞，睡眠时出现呼吸暂停的情况，伴有缺氧、打鼾、白天嗜睡等症状的一种睡眠期的疾病。老年人和肥胖的人好发。

睡眠呼吸暂停综合征主要的临床表现有：①打鼾，这种打鼾和习惯性打鼾不同的是打鼾时张口呼吸、音量大、不规则、经常间断，间断的时候就是呼吸的暂停期；②白天嗜睡，经常在做某件事情时无法控制地入睡，比如在交谈或进食时都可能入睡；③睡觉的时候有异常行为和症状，比如容易惊醒，或者突然坐起、大汗淋漓，有濒死感，四肢可出现类似拍击、震颤的运动，甚至梦游；④夜间出现遗尿的情况；⑤白天起床后头痛、倦怠、智力和记忆力减退；⑥性格发生变化，比如急躁、压抑、极度敏感、嫉妒、猜疑、焦虑等。

（六）睡眠呼吸暂停综合征对老年人会有哪些危害？

睡眠呼吸暂停综合征的危害主要表现在以下几个方面：

1. 容易引起心血管方面的疾病，如高血压、冠心病、心力衰竭、心律失常等。

2. 对肾脏有损害，睡眠呼吸暂停综合征可以合并蛋白尿或肾病综合征，主要表现有夜尿增多和浮肿等。

3. 对神经、精神系统的影响，主要表现有注意力不集中，解决复杂问题的能力和短期记忆能力损害，以及出现抑郁、焦虑等症状。

4. 其他，容易引起血液系统疾病，如继发性红细胞增多症、脑血栓、动脉粥样硬化等；对内分泌系统及性功能的影响等。

（七）老年人出现睡眠呼吸暂停综合征应怎么办?

老年人自觉有睡眠呼吸暂停综合征的症状，可以到医院进一步确诊，并可以通过戴矫正器、药物或手术的方法治疗。在日常生活中，肥胖的老年人要通过控制饮食和加强运动来积极减肥，有报道显示肥胖者发生睡眠呼吸暂停综合征的概率是正常人的三倍；要戒烟、戒酒；睡觉前避免使用安眠药；睡觉时避免平卧位，取侧卧位睡觉可以缓解症状。

（八）老年人在休息时应注意哪些问题?

休息是相对活动而言的，是使身体放松、恢复精力和体力的过程，指一段时间内相对地减少活动，比如静卧、静坐是休息，坐久了站起来活动也是休息。

老年人要注意多休息，要有充足的睡眠，心理放松、生理舒适才能保证休息的质量；不要卧床过久，可以用其他方式休息，比如看书、看电视、望远处、闭目养神等，看电视或看书时不要离得太近，时间也不宜过长；早上醒来先在床上躺一会儿再起床；老年人如果长时间开车或坐车，每2小时必须停车休息10—15分钟，下车活动一下，促进血液循环；避免长途驾车；老年人如果自己开车，要保证前一天晚上睡眠充分，平时有服用降压、降血糖药者，出门前记得吃药，不要空腹开车，可以在车上准备一些零食，如糖果、巧克力等。

五、运 动

（一）老年人为什么要运动？

生命在于运动，运动能从生理和心理两方面促进老年人的健康，预防身心疾病。在生理方面，运动可以加快身体的新陈代谢，延缓衰老，使老年人充满活力；缓解大脑的紧张和疲劳，有利于休息和睡眠；促进血液循环，改善心血管功能；增加肺活量；促进营养物质的消化、吸收；减少骨质疏松、老年性关节炎的发生；增强身体的抵抗力。在心理方面，运动增加了老年人与外界的接触，包括自然环境和社会环境，既能保持良好身体状态，让老年人有足够的自理能力，又能通过运动联系老朋友，认识新朋友，增加了生活的乐趣，有利于老年人维持积极、健康的心理状态。

（二）哪些运动适合老年人？

适合老年人的运动种类有很多，可以根据老年人的身体状况、锻炼基础及兴趣爱好等来选择适合的运动。一般来说，老年人最适合的运动是有氧运动，包括心肺耐力运动、肌肉耐力和肌力运动、灵活性和协调性运动。

（三）什么是有氧运动？

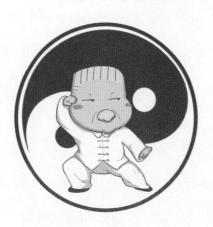

有氧运动是指反复多次的中小强度运动，特点是运动强度低、持续时间长。如散步、慢跑、爬山、爬楼梯、游泳、跳舞、打太极拳等。

1. 心肺耐力运动：能够提高心肺功能，预防心血管疾病，适合身体健康或有心肺疾病的老年人，如散步、慢跑、跳舞、骑车和游泳及日常生活中的家务劳动、购物等。其中，骑车和游泳是强度相对较大的运动，超过65岁的老年人要量力而行，根据自己的实际情况判断是否能够进行这些运动。

2. 肌肉耐力和肌力运动：是借助运动器械，通过肌肉收缩进行肌力训练，提高肌肉耐力和肌力，适合于身体健康的老年人，如举哑铃、提沙袋等。

3. 灵活性运动：是通过身体各部位关节的屈伸运动，进行关节活动度的训练，可提高老年人的灵活性，包括四肢、肩、臀和身体各关节的运动，如做广播操。

4.协调性运动：是提高老年人协调能力的运动，如舞蹈、游戏活动等。

（四）老年人进行有氧运动有哪些作用？

有氧运动是耐力性的训练，在运动时体内代谢以有氧代谢为主。这样的运动对于增强老年人的新陈代谢功能、心肺功能和心血管功能特别有效。因此，有氧运动也成为国际上进行冠心病康复的主要方法之一。

科学地进行有氧运动对于老年人预防高血压、高血脂、肥胖、糖尿病、骨质疏松等疾病的发生及延缓衰老等方面有重要的作用；同时能够训练老年人身体的耐力、肌力、灵敏性、协调性、平衡能力等，提高老年人的自理能力和生活质量，能够适应独立日常生活及应付意外事故的发生。

（五）老年人怎样进行有氧运动？

下面介绍一些适合老年人的有氧运动：

1.散步：这是一项非常理想而轻松的有氧运动方式，对于老年人而言，此种运动方式不需要有锻炼的基础。散步既能轻松健身，又能调节老年人的精神状态，能让老年人神清气爽、舒畅情怀、消除疲劳、有助于睡眠；还可以促进血液循环，促进新陈代谢和能量消耗，改善呼吸功能，对于预防和治疗高血压、冠心病等心血管疾病及糖尿病、肥胖等有益；还有利于保持大便通畅，是改善老年人便秘的有效措施。老年人可以在晨起或晚饭后半小时散步，保持全身放松，双臂自然摆动，场所适宜选择空气清新、环境幽静、有绿色植物生长的地方，如公园、有绿化的小区、学校操场等。

一般来说每天散步 20—60 分钟，每分钟 80—100 步，可以使脉搏保持在 110—120 次 / 分，才能达到较好的健身效果。老年人如果达不到这个指标，可以根据自己的身体状况尽可能快速步行，以感觉不疲劳为标准。在没有障碍物的空地上倒退行走也是步行的一种，可以锻炼平时不常使用的肌肉，减轻腰酸背痛的症状，适合有腰肌劳损或骨质增生的老年人。在散步的同时，老年人还可以进行腹部按摩，双手放于腹部顺时针按摩 30 次，再逆时针按摩 30 次，交替进行，可以促进血液循环和肠蠕动，对便秘有一定疗效。

2. 慢跑：也是一项加强老年人心肺功能的很好运动，运动量大于散步。慢跑可以改善心血管功能，提高肺功能，降低体重，对于防治冠心病、高血压、动脉硬化、心绞痛、高脂血症与肥胖症等疾病有较好的作用。

老年人可以选择在每天清晨进行慢跑，根据自己的身体情况量力而行，以慢速度的中长跑最佳。慢跑包括进行准备活动、跑步和放松三个阶段。跑步前要进行适当的准备活动，肌肉放松、伸展四肢，原地稍微活动 2—3 分钟；跑步时尽量保持有节奏的呼吸，用鼻子吸气、用嘴呼气，脚步轻快，双臂自然摆动，刚开始速度以每分钟50米左右为宜，时间为5—10分钟，运动1—2周慢慢适应后，可以增加到每分钟100米，时间也可以延长到20—30分钟，主要以老年人自我感觉不难受、不气短为标准，最好能坚持每天慢跑或每周至少3次；跑步结束后不要马上停下来，要缓慢步行或原地踏步几分钟，呼吸恢复平稳后再停下来休息。对于身体较差或没有锻炼基础的老年人，可先采取走、跑交替的方式来慢慢适应跑步锻炼。

3. 打太极拳：这是我国传统的健身运动，有强身健体、延年益寿、防治慢性疾病的作用。太极拳动作舒展、柔和、有节律，是非常适合于老年人的运动方式。

太极拳能够调节老年人的神经系统功能，使注意力高度集中；增强肢体灵活性，延缓肌力衰退，打拳时眼随手转、步随身换、动中取静，柔中带刚；能够治疗多种慢性疾病，如高血压、冠状动脉硬化、神经衰弱、关节炎、类风湿性关节炎、骨质疏松等，并能防止老年人脊柱形态的改变。

太极拳初学者可以参考国家体委公布的"简化太极拳"，这套拳简便易学、效果好。老年人可以在清晨或傍晚，选择在地面平坦、空气清新的室外或室内打太极拳。打拳前要做好准备活动，打拳时要调整好呼吸，根据自己的身体状况来决定时间长短，一般每次10分钟。

4. 适合老年人球类运动：包括乒乓球、羽毛球、网球、台球、高尔夫球、门球等，可以根据自己的喜好选择。球类运动是有趣味性的运动，同时能够增强四肢、腰背、腹肌和胸部肌肉的力量，提高机体的耐受力，提高灵活性和协调性，增强内脏功能，延缓衰老。老年人进行球类运动的目的是强身健体，而不是比赛的胜负。

5. 跳舞：也是有利于老年人身心健康的运动，老年人可以跳交际舞、老年迪斯科等。跳舞是一项全身性运动，可使身体各部位得到锻炼，促进新陈代谢，增进食欲，促进营养物质的消化吸收，增加关节活动度，能够防治冠心病、高血压、肥胖等疾病；在音乐中翩翩起舞还能使老年人得到精神愉悦，消除大脑的疲劳和心理紧张。但要注意，老年人跳舞的节奏不要太快，一旦有心悸、胸闷、气促、头晕等不适时要及时停下来休息。

（六）老年人为什么会运动过度？

老年人运动过度是指老年人在运动时没有控制好强度。老年人本身由于缺钙、内分泌失调等原因常会出现骨骼、肌肉的疼痛，过度的运动导致骨骼、关节承受力过大，不仅没有缓解疼痛，反而加剧了疼痛。这也是为什么很多老年人经常爬山、跑步，仍然有腰腿痛的原因。因此，老年人一定要注意运动保护，控制好运动的强度和时间。

（七）老年人运动时要注意哪些问题？

老年人运动时要注意以下几个方面：

1. 多种运动方式相结合，比如慢跑、跳舞、做广播操等运动相结合，进行不同的锻炼。

2. 老年人掌握运动技能较慢，因此，不要盲目跟随他人，要参加自己比较熟悉而且有兴趣的运动，最好有运动指导者能保证老年人在运动中的安全。

3. 运动不能操之过急，老年人身体器官日渐老化，对运动的适应能力差，因此，运动前一定要做好充分准备活动。刚开始锻炼的老年人适应运动的速度要缓慢，不要有逞强好胜心理，不要急于增加运动量。

4. 运动中如果出现不适症状，如恶心、头晕、胸闷、呼吸短促、脉搏加快、疲劳等要马上休息。

5. 运动时要调整好呼吸，不能憋气，憋气会使血液循环不畅，大脑缺氧，导致头晕和昏厥；同时会使血压升高，容易导致中风等脑血管意外。

6. 运动要适应气候的变化，冬春季节户外锻炼要随时注意防寒保暖。锻炼后，要用毛巾擦抹身上的汗水，防止受风着凉；锻炼时肢体裸露部分不宜过大，防止四肢受寒而导致疼痛；不要在尘土飞扬的地方锻炼，不要逆风跑步。夏季不宜做过于剧烈的运动，防止出汗过多；运动时间不宜过长，防止中暑；尽量室内锻炼，室外运动要戴遮阳帽，穿浅色、透气性好的衣服；运动中增加休息的次数；随身携带淡盐水、绿豆汤、金银花水等解暑饮料及藿香正气水或十滴水等祛暑药物；如果出现中暑症状，应立即停止锻炼，到阴凉通风处，松解衣扣，呼吸新鲜空气，可在前额或腋下处冷敷，严重者要立即送医院医治。

7. 合理安排运动量，运动量必须由小到大慢慢增加。老年人可以通过运动后数脉搏的方法来评估自己的运动量是否适宜。运动后最佳的每分钟脉搏 =170 − 年龄。老年人还可以观察自己运动前和运动后一段时间的脉搏变化。运动后 3—5 分钟内脉搏能恢复到运动前的水平，说明运动量是适宜的；如果 3 分钟内就恢复到运动前水平，说明运动量过小；超过 10 分钟则表示运动量过大。

8. 运动的时间以清晨最好，每天 1—2 次，每次大约 30 分钟。

9. 运动贵在坚持，要循序渐进、持之以恒。应做好锻炼计划，科学地进行运动。

六、口腔与牙齿保健、眼保健、耳保健

（一）老年人口腔与牙齿有哪些特点？

老年人口腔黏膜增厚，唾液腺萎缩，唾液分泌减少，常常感到口干、吞咽困难；味蕾减少，味觉减退，影响了老年人的食欲；牙龈萎缩，神经末梢外露，牙齿磨损、钙化、脱落，咀嚼肌萎缩，使老年人对冷热酸甜更敏感，容易出现牙齿酸痛、咀嚼无力，易患龋齿、牙周病、黏膜病、恶性肿瘤等。

（二）老年人对口腔与牙齿保健的认识常有哪些误区？

老年人出现口腔与牙齿疾病的原因很大一部分是由于错误的保健观念所造成的。常见的错误观念包括以下几个方面：

1.许多老年人认为牙齿松动、脱落是老化的正常现象，其实不然，牙周病、骨质疏松等疾病都是造成牙齿松动的原因，采取有效的防治措施是可以延缓牙齿松动、脱落时间的。

2.只漱口不刷牙是很多农村、山区的老年人经常出现的不良习惯，有些老年人是为了图方便，有些则是认为漱口就可以清洁口腔、保护牙齿。常漱口很有必要，但仅仅漱口不能达到刷牙的清洁效果，老年人牙缝大，容易残存食物、腐蚀牙齿，尤其是附着在牙齿上的牙石、牙垢、牙菌斑等必须要每天刷牙才能有效清除。

3.老年人往往没有定期洗牙的习惯，既怕麻烦也认为浪费钱。但是，老年人的消化功能差，能拥有一口好的牙齿就显得尤为重要，单靠每天刷牙、漱口还是不够的，只有通过定期洗牙才能彻底清除危害牙齿健康的物质，起到预防牙龈红肿、牙周炎、牙髓炎等口腔疾病的作用。

4.许多老年人在牙齿掉了以后并不会去医院进行修补，认为是正常现象，这样会影响牙齿的咀嚼能力和营养物质的消化吸收，更容易导致相邻牙齿出现不稳固的情况。

5.有些老年人患了牙病，比如龋齿、牙周炎、牙龈萎缩等，常常不会积极地去医院治疗，怕麻烦、怕花钱。但是口腔疾病长期得不到治疗会造成牙齿脱落、影响咀嚼功能、导致消化功能不良，甚至全身性的疾病，严重降低了老年人的生活质量。

（三）老年人要怎样进行口腔与牙齿保健？

老年人要坚持做到以下几个方面才能预防口腔疾病，拥有一口好的牙齿：

1. 要养成咀嚼食物的习惯，防止囫囵吞枣。充分的咀嚼不仅能刺激唾液分泌、促进食物消化吸收，还能起到按摩牙周、促进牙周健康的作用。咀嚼时要注意两侧牙齿交替使用，纠正一侧咀嚼的习惯。

2. 要少吃坚硬的食物，如甘蔗、板栗、榛子等，更不能用牙齿去咬坚硬的物品，以减少牙齿的磨损。老年人的牙齿本来就容易松动，过度使用会加速松动、脱落的时间，同时，过度磨损会使深层的牙本质暴露在外，使牙髓神经失去保护，容易引起过敏、龋齿等。另外，牙齿磨损严重还会造成牙齿向前移位，影响老年人的容貌。

3. 要保持口腔清洁。坚持每天早晚用温水刷牙，每次进食后要漱口。刷牙可以按摩牙龈，改善牙周血液循环，起到坚固牙齿和防止牙龈萎缩的作用。刷牙方法要正确，按顺序刷牙，从左到右，从上到下，从外侧到内侧，避免遗漏；每个部位应刷 10 次左右，每次刷牙要持续 3 分钟；刷牙要用力适当，太轻不能清洁彻底，太重会造成牙齿磨损；老年人可使用含氟牙膏、含金银花、菊花或其他治疗药物牙膏；牙刷使用后要甩干水分，刷毛向上放在通风处，每 2—3 个月应更换一次牙刷。饭后漱口同样很重要，利用水的冲力冲刷掉粘在牙缝中的食物残渣，也可以用含药物的漱口液，起到防治口腔疾病的作用。塞牙时可以用牙线清洁。

4. 要养成定期洗牙的习惯，最好每年 1—2 次。洗牙是通过一些物理和化学的方法全面清除牙齿上的牙菌斑和牙石，达到彻底清洁的目的。

5. 老年人如果出现牙齿松动、牙龈呈暗红色、充血肿胀、疼痛、刷牙时容易出血等情况要及时去医院治疗，不要贪图便宜和方便，去一些不正规的诊所修补或拔牙。

6. 口腔是身体的一部分，整体健康状况对口腔健康有直接影响。老年人要多运动，保持良好生活习惯和乐观开朗的情绪。要改正不良的生活习惯，如吸烟、酗酒等。

7. 老年人在牙齿脱落或拔牙后2—3个月要及时镶牙。长期不镶牙会导致旁边的牙齿倾斜，同时用牙床咀嚼也会刺激牙床骨，造成疼痛。刚开始戴假牙的老年人会有轻微的疼痛和不适，需要一段时间去适应，如果症状长期没有好转，就需要到医院检查。

（四）老年人如何正确刷牙？

牙刷是保持口腔卫生的重要工具。选择合适的牙刷，刷头应为3—3.5cm，有10—12束刷毛，毛束排列3—4排，毛束高度为1.1—1.2cm。当刷牙齿的内面、外面时，刷毛与牙面成45°角，使刷毛进入龈沟和相邻牙缝内，做短距离的快速环形颤动。每次只刷2—3颗牙齿，刷完一个部位再刷相邻部位。刷咬合面时，刷毛紧压在咬合面，使毛端深入牙齿的咬合面裂沟内做短距离的前后方向颤动。需要注意的是，避免采用横刷法，即刷牙时作左右方向拉锯式动作，此法可损伤牙体与牙周组织。每次刷牙时间不应少于 3 分钟。刷完牙齿后，再由内向外洗刷舌面，以清除食物碎屑和减少致病菌。

（五）如何清洁护理义齿？

老年人牙齿缺失通过佩戴义齿可促进食物咀嚼，便于交谈，维持良好的口腔外形和个人外观。日间佩戴义齿因其会积聚食物碎屑、牙菌斑及牙石，故应在餐后取下义齿进行清洗。夜间休息时，应将义齿取下，使牙龈得到充分休息，防止细菌繁殖，并按摩牙龈。当老人不能自行清洁口腔时，家属应协助老人完成义齿的清洁护理。取下的义齿应浸没于冷水杯中，每日换水一次。注意不可将义齿浸于热水或乙醇溶液中，以免义齿老化、变色。佩戴义齿前，家属应协助老人进行口腔清洁，保持义齿湿润以减少摩擦。

（六）长期卧床的老年人如何进行口腔护理？

长期卧床的老年人由于免疫功能低下，须做好口腔护理以免发生口腔感染。每天进食后应用清水漱口，口唇干裂可涂以润滑油如香油、甘油等。对于有口腔霉菌感染的老人可用 2%—5% 小苏打溶液漱口。瘫痪的老人无法自行刷牙或漱口，家属可用清洁纱布蘸清水依次擦拭牙齿内面、外面、咬合面和舌面。

（七）老年人眼睛有哪些特点？

老年人角膜增厚，弯曲度也发生变化，容易出现散光；泪腺分泌减少，眼睛常感觉干燥；晶状体脱水、纤维增多、弹性降低，会出现老花眼；角膜感觉减退，瞳孔缩小，导致视力减退；晶状体混浊导致白内障等。

（八）老年人眼保健常存在哪些误区？

老年人对眼保健常存在以下几个认识的误区：

1. 老年人认为老花眼是正常不可避免的生理现象，不存在保健的问题，也不需要去检查治疗。事实上，正确的眼保健能够延缓或减轻老花眼的症状；另外，视觉功能的改变不一定就是老花眼引起的，干眼症、白内障、青光眼、老年性黄斑变性等疾病都会影响视觉功能，因此，如有视觉功能的改变，还是需要到正规医院详细检查。

2. 很多老年人认为自己已经有近视眼就不会发生老花眼的情况。事实上，并不是所有近视眼都不会发生老视，年轻时的眼睛状况影响的是老花眼出现的时间，如果年轻时有远视眼，那么老花眼就会出现得早，如果有近视眼，那么老花眼可能出现得稍晚。

3. 老年人有了老花眼以后，常随意购买老花镜，甚至不佩戴老花镜。老花眼使老年人看不清楚近处的事物，如果不佩戴老花镜会影响生活质量，也容易发生危险；老花镜是一种特殊商品，购买必须到正规医院或视光专业机构进行验配；要佩戴适合度数的老花镜，老花眼随着年龄的增长，度数也会增长，大约每 5 年需要重新验光、更换老花镜。

4. 老年人得了白内障，常不愿意进行手术，而希望通过药物进行治疗。然而，现有的很多防治白内障的药物通常只是控制白内障的进程，对已经发生的晶状体变性不能起到治愈的作用。到目前为止，唯一有效的根治白内障方法就是手术。

（九）老年人要怎样进行眼保健?

老年人眼保健包括以下几个方面：

1. 养成良好的生活习惯，早睡早起，晨起喝一杯菊花茶，可以提神醒脑、清肝明目。饮食营养平衡，注意补充维生素和矿物质。做到不抽烟、不酗酒、不熬夜、不轻信广告宣传而滥用眼药、避免长时间在光线不足的环境中阅读和看电视等。

2. 老年人要加强身体锻炼，尤其是球类运动，既能促进血液循环，又能改善老年人视力的调节能力。注意户外运动要避免强光刺激。老年人还可每天坚持做眼保健操，能够促进眼及头部血液循环、按摩眼部肌肉、消除眼疲劳。

3. 老年人要及时治疗内科疾病，如动脉硬化、高血压、糖尿病等，如不及时治疗会影响视力，导致白内障，甚至失明。如果老年人的眼睛经常出现血丝、充血、目赤肿痛等情况，可以用半张新鲜的荷叶或一两车前草煮水喝，能清热明目、解暑散热、散瘀止血。

4. 老年人得了眼病，要克服恐惧心理，积极面对，及时到医院治疗。有老花眼症状要到正规医院或验光中心配老花镜，并坚持佩戴。

5. 老年性白内障目前无法用药物治愈，手术治疗仍是主要手段。过去我们认为老年性白内障要发展到接近成熟期，晶体大部分或全部混浊时才能手术，而发展至这一时期老年人的视力明显减退，只能大致辨认手指个数或手的摆动，在等待成熟的这段时间会给老年人的生活带来很多不便，生活质量严重下降。随着医学技术的发展，小切口超声乳化白内障摘除术使白内障手术时间缩短、进行手术的时间也提前。当白内障引起视力下降，矫正视力到 0.2—0.3 时就可以手术了。

（十）老年人怎样做眼保健操？

老年人可以每天早晚做眼保健操，即目前我国学校中推广使用的眼保健操，共有四节：第一节，用双手大拇指分别按揉两侧眉头下面的内眼角，其余四指并拢稍弯曲，支在前额上；第二节，用一手拇指与食指按鼻根部，向下按再向上挤，反复多次；第三节，左右食指与中指并拢，放在鼻翼两侧，大拇指分别支在下巴两侧凹陷处，然后放下中指，用食指在面颊部按揉；第四节，用双手大拇指分别按压两侧太阳穴，其余四指并拢拳起，用弯曲的食指第二节按摩眼眶上下一圈，上侧从眉头到眉梢，下面从内眼角到外眼角，反复多次。

（十一）老年人的耳部有哪些特点？

老年人耳部的毛细血管相对减少，血液循环也减少，敏感性降低，对冷、热的适应和调节功能减弱，容易冻伤；耳部感觉迟钝，常有异物却没有感觉，容易发生栓塞、外耳道感染；鼓膜随年龄增长变得混浊，会出现听力下降，甚至耳聋；耳蜗前庭平衡能力下降，导致老年人平衡感下降，走路不稳。

（十二）老年人怎样进行耳保健？

老年人的耳保健是最常被忽略的，很多人认为老年人听力下降或耳聋是随着年龄增长自然出现的，是无法避免的，也就不需要保健。事实上，有很多老年人即使年迈依然能保持良好的听力。做好耳保健能延缓听力的下降，或减轻耳聋的症状。老年人耳保健需要做到以下几个方面：

1. 要经常按摩耳朵，促进耳部的血液循环，如按摩或牵拉耳廓、按摩颈部后方发迹线下两侧凹陷处的风池穴、捏耳垂等。

2. 不要自己掏耳朵。如果用力不当很容易损伤外耳道、鼓膜或听小骨，影响听力；如果刮破耳道也容易引起感染，导致外耳道疖肿、发炎、溃烂等。

3. 要避免长时间接触高分贝的噪声，否则容易损害听细胞，损伤内耳，导致噪声性耳聋。尽量不去卡拉 OK 等噪声很大的娱乐场所，住宅区要安静，不要住在靠近工厂等有噪声的地方，也不要长时间用耳塞听音乐或广播，否则会引起听力的减退。

4. 要多吃含锌、铁、钙丰富的食物，能够改善内耳的血液循环，防止听力减退；不吸烟、不酗酒，香烟中的尼古丁及慢性酒精中毒都可以损害听骨、听细胞及神经中枢，或引起耳部的供血不足，影响听力。

5. 要保持平稳的心态、良好的精神状态。人在情绪激动的时候，由于肾上腺素分泌增加会使耳部血管发生痉挛，血流缓慢，供氧不足，可导致突发性耳聋。

6. 要多参加体育运动，增强体质，促进全身的血液循环，自然也就使耳部能得到充分的营养供给。

7. 要积极治疗全身性疾病，如高血压、高血脂、动脉硬化、糖尿病等。否则疾病加重可能会引起耳部的病变。慎用或禁用对听神经有损害的药物，特别是消炎药，如链霉素、庆大霉素、卡那霉素、阿司匹林等，可以避免药物性耳聋的发生。

8. 耳聋的老人如果需要配戴助听器，必须要到专门的医院检查，选择适合自己的助听器。对于刚开始佩戴助听器的老年人，需要一段时间进行适应，可先将音量调低，能听到别人讲话即可。助听器要经常清洁，保持干燥，不用时将电池取出。

9. 老年人如果出现短暂耳鸣，没有头晕、耳聋的，不需要太过紧张，只要改善睡眠、增加营养、加强锻炼，耳鸣就会消失；如果经常出现耳鸣，伴有头晕等其他不适症状时，往往是某些疾病的征兆，需要及时到医院检查治疗。

七、性保健

（一）老年人是否需要性生活？

性生活是人的基本需要，老年人有性生活的需求是一种正常的生理现象。人的性欲会随着年龄的增长而降低，很多人都认为老年人几乎没有性方面的需要和反应，事实上，绝大多数老年人并不会丧失性欲望和性反应。只是对于老年人而言，往往一些性接触就能获得性满足，比如抚摸、亲吻等，性交并不是唯一途径。老年人规律的、适度的性生活是有益身心健康的。

（二）老年人如何正确看待性生活？

由于传统观念的影响，老年人往往压抑自己的性需求，这样会影响身心健康，因此，老年人首先需要对性生活重新确立一个正确的认识：

1. 要正视自己性衰老的事实。性器官老化、性反应减退是正常现象。男性勃起所需要的时间增加，持续时间缩短，并非每次性交都能射精；女性阴道分泌物减少，高潮时间缩短。

2. 要正确看待性需求。性生活是夫妻间增进感情与表达情感的途径，是积极的、快乐的，并不应感到羞耻，更不需要压抑性欲与避免性交。夫妻双方都要有正确的认识，如果一方不理解甚至嘲讽，就容易产生矛盾。

3. 要对自己的性功能有信心。老年人完全可以过适当的性生活，不要在心理上就认为自己的性功能不正常，这种自我暗示反而会抑制性功能。

4. 要正确看待疾病和性生活。老年人常患有各种慢性疾病，有些疾病会影响性功能，如糖尿病、前列腺炎等，可能导致老年人性欲降低；而有些疾病或疾病的急性期性生活不当可能会影响身体健康，如冠心病急性发作时应尽可能避免性生活。但并不是说患有慢性疾病的老年人不能有正常的性生活，即便是患有冠心病的老年人，只要性生活过程中注意调整好情绪反应，避免过度兴奋与劳累，性生活是可以进行的，适当、和谐的性生活可以使身心放松，对身体有利的。

（三）老年人的性生活需要注意哪些?

性生活是耗费体力的，同时也包含着兴奋与刺激，会使心跳、呼吸加快，血压升高，心脏负担增加。老年人要使性生活和谐融洽又安全应注意：

1.性生活前需要有所准备。首先应正确评估自己的体能状况，即使是性欲望较高，也要适度地进行性生活，不能超出自身的体能限额；在疲劳、紧张、寒冷、焦虑、激动及感觉身体不适等情况下不适宜进行性生活；饭后或饮酒后至少要过两三小时才可以进行性生活；有心绞痛病史的老年人，要在停止发作两个月后再开始性生活，同时要避免性生活时间过长、过于激烈；有高血压的老年人在血压不稳定或有上升趋势时应暂停性生活；患病的老年人，如高血压、动脉硬化、冠心病等，要把一些备用药、急救药放在邻近容易拿到的地方，有备无患，如果性生活过程中发生心绞痛就要马上停止，舌下含服 1 片硝酸甘油，必要时要到医院就诊。

2.老年人性生活要适度，多长时间一次性生活要根据个人情况而定，一般以性生活后不感到疲劳且精神愉快为宜。

3.爱不仅仅是性爱，是感情的表达方式，还包括了夫妻间的体贴、关怀、理解和义务；性交也并不是性生活的唯一方式，老年人可以转换性生活的方式，从激烈转为平缓，一些性接触，比如亲近、抚摸、亲吻、拥抱等都是能得到性满足的，并不一定要发生性交，性交也不一定都要有高潮。

4.老年人在性生活时需要注意体位选择，以减少体力的消耗。肥胖、高血压、心肺病、关节炎等疾病会影响老年人的性生活，原则要让患病或病情较重的一方处在体力消耗较少的位置上。侧卧体位可以使夫妻双方都处于放松的姿势，对心率和血压也没有明显影响，是最佳的体位选择。

5. 老年人性生活时可延长性交前爱抚的时间，每次性交不一定要射精，也不一定要有高潮，性交时不要有太多顾忌，不必太在意生理反应和性交时间，应该把感觉集中在情感和情绪上。

（四）老年人如何进行性保健？

老年人的性保健应注意以下几个方面：

1. 要合理饮食，注意摄取足够的营养，特别是含维生素和矿物质丰富的食品，蔬菜、水果、牛奶、蜂蜜等，还可以适当多吃海鲜类等含锌丰富的食物，锌对于增强性欲是有益的。

2. 要经常做适量的运动，如散步、慢跑等，着重锻炼下半身，特别是腰部和足部对维持性功能有着关键作用，同时还可以防止肥胖，保持良好的体能，避免因肥胖而引起性欲减退。

3. 养成良好的生活习惯，每天保持充足的睡眠和休息，少抽烟、少饮酒，香烟中的尼古丁会导致性欲减退。

4. 要保持年轻的心态，心理因素对整体健康的影响是很大的，对性功能更是如此。性格开朗、胸怀开阔、幽默诙谐，不为日常的琐事而烦恼，是不老的诀窍。拥有年轻的心态，性功能也会随之年轻；相反，如果害怕衰老、精神抑郁，或者认为自己已经老了不能进行性生活了，在精神上做了衰老的俘虏，则容易导致性冷淡、阳痿等。

5. 要对生活和工作充满热情。尤其退休后，生活安逸甚至过于单调乏味，性功能的减退是必然的，因此，老年人要从其他方面寻找一些自己感兴趣的事情，做到劳逸结合，比如参加集体聚会、公益活动、社会团体等。

6. 在对待性生活的态度方面，老年人要相信自己的性功能是正常的，在顺其自然的基础上做好保健。

7. 即使是老夫老妻也要对对方保持爱慕的心态，才能刺激性腺激素的分泌，保持性功能。

（五）老年人如何选择性保健品？

老年人在选择性保健品时，需要注意以下几个方面：

1. 要了解自己性功能出现障碍的原因。必须到正规的医院进行检查，弄清各系统器官的健康状况和性功能减退的原因，咨询医生应采取哪种治疗方法。如果确实需要服用保健品，应该在医生的指导下，到正规的医院或药店购买。不要盲目相信广告或销售人员兜售的药品。

2. 有些老年人在服用某些药物治疗高血压、冠心病等疾病时，由于药物的刺激，可导致性欲减退、勃起障碍、射精延缓等性功能障碍，如可乐宁、甲基多巴、利血平、双氢克尿塞、安体舒通等，服药期间性功能降低是正常的现象，在停药后会慢慢恢复，并不需要服用性保健品。

3. 老年人在服用有勃起功能的药物时，要注意适量服用，不能追求用药后达到年轻时的性功能状态。如果同时服用其他治疗性药物时，要注意有没有配伍禁忌，最好咨询医务人员或专业人员，防止因药物的相互作用而导致不良后果。

4.老年人服用保健品要从小剂量开始，服用后要严密观察，如果出现任何身体不适的反应，应该立即停药，带上所服用的药物样品到医院就诊。在观察副作用的同时，也要避免成瘾和盲目加量。

（六）老年妇女如何保护外阴？

老年妇女由于外阴萎缩、抵抗力低等原因容易引起外阴感染，同时外阴黏膜干燥也会引起性交时疼痛，因此，老年妇女要做好外阴的清洁和保护。

1.要做好外阴部的清洁，每天或隔天用温水清洗一次，避免使用肥皂、热水或刺激性较强的阴道清洗液等，以免造成对外阴部黏膜的化学性刺激。

2.要穿着宽松、舒适的内衣裤，最好选择棉制品。

3.如果还没有绝经，那么在月经期即使月经量不多，也要勤换卫生巾。

4.一旦出现外阴瘙痒、颜色变白等情况，应该及时到医院就诊，积极治疗，不要讳疾忌医，同时切忌搔抓。

八、心理保健

（一）老年人为什么要进行心理保健?

老年人进行心理保健的目的是为了促进健康，提高生活质量和生命质量，能有一个幸福愉快的晚年生活。老年人要健康长寿，就要关爱自己，调节情绪、保持健康心理，主动做好自己的心理医生，并正确面对"死亡"，给自己的人生一个圆满的结局。

（二）老年人心理健康的标准有哪些?

老年人心理健康的标准包括:

1. 有充分的安全感，尤其是家庭所提供的安全感。

2. 有自知之明，了解并能正确判断自己的能力。既不高估自己，去做一些超出自己能力范围的事情;也不低计自己，表现得缺乏信心，情绪压抑。

3. 有切实的生活目标。根据自己的经济能力、家庭条件及社会环境来确定符合自己实际的生活目标。

4. 有良好的感觉、知觉和记忆，思维健全敏捷。能记住重要事情，能准确清晰地思考问题、表达自己。

5. 有丰富的想象力和学习能力。用想象为自己设立一个切实而愉快的目标；通过不断的学习去实现自己的目标，适应社会的变化，如学习电脑、上网、外语等。学习还能锻炼记忆和思维能力，预防老年性痴呆。

6. 有适度的情感反应，能表达和控制自己的情绪。适度的发泄不愉快的情绪；通过对事物正确的评价而使自己产生正面的情绪反应。

7. 有良好的人际关系和社会关系。正面积极的人际关系能很大程度地促进老年人心理健康；良好的社会关系，使老年人能与外界环境保持接触，如去老年活动中心、老年大学等，既丰富了老年人的精神生活，同时也能更好地适应环境。

8. 有限度地发挥自己的才能与兴趣爱好。老年人在退休后，能找到适合自己个性和能力的兴趣爱好生活才能有幸福感与满足感。

9. 有对美的追求。在外表上喜欢干净整洁、穿着大方得体。

10. 在不违背社会道德规范的前提下，老年人的基本需要能得到满足。

（三）哪些因素可能影响老年人的心理健康？

影响老年人心理健康的因素有很多。身体的衰老、器官功能的衰退可影响老年人的心理，出现精力不足、记忆力下降等；人到老年，往往慢性疾病缠身，躯体的疾病也会对心理造成影响，如脑部的疾病会导致大脑功能减退，表现为记忆力减退、痴呆等；营养缺乏可导致人体正常功能失调，特别是脑细胞对营养物需求量很高，当营养不足时，如维生素C缺乏就会影响脑、脊髓和神经，出现精神症状；不良的生活习惯，如吸烟、酗酒、饮食过甜或过咸等，都容易引发疾病；社会角色与家庭角色的改变，往往让老年人难以适应，失去工作、交际圈的缩小、不再是家庭的顶梁柱、离异、丧偶、与子女分开居住等，也会让老年人感到沮丧和惆怅，如果长期不能得到缓解，就会造成心理问题。

（四）老年人有哪些消极的情绪？

老年人的消极情绪主要表现为：

1.孤独感。引发孤独感的原因是多方面的，包括：身体不好或卧病在床；与亲友、邻里来往减少；儿女独立生活，与老年人分开居住；退休，生活交际圈变小，远离社会生活等，这些均可使老年人产生孤独感。

2.失落感。老年人由于退休导致社会和家庭角色的改变，可能不再是家庭的支柱，社会活动也相应减少，多年来已经习惯的角色、行为模式都发生了改变，加上子女成家立业后对老年人的关注较少，常会出现失落感。

3. 自卑。随着年龄的增长，老年人在身体、心理和社会生活方面都发生了很大的改变，一些自尊心较强的老年人对自己的新角色无法适应，担心被人瞧不起，尤其是退休老领导、老干部，自己的才能和经验无用武之地，自然就产生了空虚和自卑。

4. 焦虑与抑郁。老年人因自卑、孤独和失落，常常疑虑重重，甚至出现焦虑或抑郁。遇到不如意的事情，比如家庭纠纷、子女婚姻、生病等，焦虑和抑郁情绪就更会加重。

5. 怕老怕死。随着年龄的增长，老年人的生理机能减退和心理老化是不可避免的，有些老年人害怕衰老或不愿意面对衰老，想到自己离死亡的时间距离越来越近，常不能积极、冷静地正视衰老与死亡。

6. 疑病惧病。一些老年人特别关注自己的健康问题，身体稍有不适就怀疑自己得了重病绝症，自己根据片面的"证据"进行诊断，整天惴惴不安，但又不愿去医院检查，害怕证实自己的"诊断"结果。

（五）老年人怎样进行心理保健？

老年人要保持健康良好的心理状况，需要做好以下几个方面：

1. 要有积极的生活方式。生活是一种感觉，你怎样感受它、对待它，它就怎样回报你，只要你有着积极、乐观的生活方式，那人生就充满阳光。具体表现为热爱生活、享受生活，适量的工作、学习与活动。老年人在退休后，可以根据自己的身体情况做一些力所能及的工作，让老年人觉得自己活得很有价值，在精神上不能服老、怕老，要做到老有所为，老有所用；学习可以丰富知识，延缓衰老，也使老年人在精神上有所寄托，秉承活到老、学到老的精神能让老年人的晚年生活更加丰富，也能更好地适应社会的改变；活动不仅仅是运动，还包括发展自己的业余爱好，可以通过养花、养鸟、练书法、学绘画、打太极等让退休生活更加充实。

2. 要保持乐观的精神，善于调整情绪、摆脱烦恼。老年人要心胸开阔，不要斤斤计较，不要因为生活中的琐事影响心情，要能自我安慰、寻找不良情绪释放的途径，不要憋在心中，比如诉说、深呼吸、听音乐等，时刻保持一份好心情。

3. 家庭和睦。享受天伦之乐对老年人是十分必要的。和子女生活在一起能避免孤独感，但也更容易有矛盾，老年人要豁达，和晚辈和睦相处，不倚老卖老、以老压小，子女也要尊重、体恤老年人；和老伴一起生活，要互相扶持、互相体谅。

4. 要有良好的人际关系。离退休后老年人要寻求社会支持，包括亲人、朋友、同学、同事、邻里等，可以多联系老朋友，多交新朋友，走出家门，经常和朋友聊天、交流，互相关心、取长补短，经常参加社会活动，使自己的生活丰富起来，让心情舒畅、愉快。独居的老年人更要多参加社会活动，多与人交流，包括邻居以及同在一个社区的其他老年人，这也是遇到困难或情绪低落时获得情感支持的主要来源。

5. 要养成良好的生活习惯。起居有序，活动有节，不吸烟、不酗酒，要有充足的睡眠和休息，要有适当的运动，饮食要清淡、注意控制体重。无论烟龄多长，戒烟都是有希望的，对健康是有益的；喝酒要适度，年纪大了就不能再像年轻时那样贪杯了。定期体检，早期预防与发现疾病，及时治疗。

6. 避免压力，端正态度。丧偶、独居、亲人朋友离世、疾病等都会给老年人心理上带来压力和产生创伤，老年人在日常生活中要做好心理调适，保持豁达。遇到压力时可以做一些自己喜欢的事情来转移注意力，缓解压力，比如下棋、画画、看书、看电视、散步等。对疾病要有正确的态度，不能讳疾忌医，患病时要积极地治疗，不能失去信心、焦虑、烦躁，要树立与病魔斗争的顽强意志和乐观的精神。

7. 正确认识衰老，保持积极的生活态度。能够正视衰老的人才可能有更强的、更积极的生活意愿，才会更好地照顾自己，选择健康的生活方式，并对外界压力具有更强的抵抗能力。

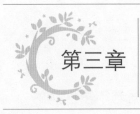

第三章　老年人常见慢性疾病的居家护理

　　老年人由于各组织器官功能减退，可引发各种慢性疾病。老年慢性疾病共有的特征为：①起因隐匿，发展缓慢；②症状及体征不典型；③多种疾病常同时存在；④易出现水电解质紊乱、意识障碍；⑤并发症和后遗症较多；⑥预后不良，治愈率低，死亡率高。最常见的慢性疾病包括高血压病、冠心病、脑血管病和恶性肿瘤。死亡的主要原因依次为：恶性肿瘤、心血

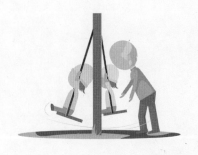

管病、脑血管病及呼吸系统疾病。根据老年慢性病的流行特点，本章按照系统进行分类，选择了 23 种老年人常见疾病进行重点介绍。

一、循环系统疾病

（一）冠心病

1. 冠心病是如何定义的？

冠心病是冠状动脉粥样硬化性心脏病的简称，也称缺血性心脏病，是冠状动脉粥样硬化使管腔狭窄或闭塞，或（和）因冠状动脉功能性改变（痉挛）导致心肌缺血、缺氧或坏死。

2. 目前我国冠心病的发病状况如何？

冠心病是一个全球性的健康问题，已成为当今严重威胁人类健康的疾病。20世纪50年代以来，冠心病成为西方发达国家致死的首要因素，国内冠心病发病率也呈逐年增加趋势。目前美国每年冠心病病人约600万例，占人口死亡数1/3—1/2。我国冠心病发病率每10年增加两三倍，急性心肌梗死每10年增加2倍以上，发病总趋势是北方高于南方。

3. 冠心病是如何划分的?

依据冠心病的临床表现情况可将其分为以下五种类型:

(1) 隐匿型:无发病症状,诊断需慎重。

(2) 心绞痛型:有胸骨后疼痛或一过性心肌供血不足。

(3) 心肌梗死型:冠脉闭塞致心肌急性缺血性坏死所致。

(4) 心力衰竭和心律失常型:长期心肌缺血导致心肌纤维化引起。

(5) 猝死型:可导致原发性心脏骤停。

4. 哪些危险因素易引发冠心病?

引发冠心病的危险因素包括:

(1) 主要危险因素:老年人、高血脂、高血压、吸烟与患糖尿病等为主要危险因素。

(2) 次要危险因素:肥胖、从事体力活动少、脑力活动、紧张、不良饮食方式、遗传因素、性格等也与冠心病的发病相关,此外,研究表明,铬、锰、锌、钒、硒摄入少;铅、镉、钴摄入多;缺氧、维生素 C 缺乏等也是冠心病的危险性因素。

5. 哪些人群易患冠心病?

冠心病多发生在 40 岁以后,男性发病率高于女性,脑力劳动者发病较多。

6. 怎样预防冠心病?

老年人应积极改善生活方式以预防冠心病,即从控制危险因素入手来加强冠心病的有效预防。

（1）饮食：有关报道显示，定期有规律地食用含有黄酮类食品的人，死于心肌梗死的可能性极小。每日平均食用含 29.9 毫克黄酮食品的冠心病病人，死于心脏病或心肌梗死发作的可能性比日均摄取 19 毫克黄酮食品的病人少 50%。黄酮富含于红茶、洋葱、绿叶菜、西红柿、苹果、红葡萄、荷叶、山楂等饮食中，其中红茶含黄酮最丰富。此外，用荷叶同山楂煎水代茶饮，也能预防冠心病的发生。预防冠心病的营养素还有维生素 C，它具有加强血管弹性、韧性，减少脆性和防止出血等作用。某些微量元素失调，可引发心血管疾病，例如铬和锰缺乏是导致动脉硬化发生的因素之一。红糖中含较多的铬，五谷中的糙米、小麦和黄豆及蔬菜中的胡萝卜、白萝卜、茄子、大白菜和扁豆富含锰，可适当进食此类食物。碘有防止脂质在动脉壁沉积的作用，因此，多吃含碘食物如海带、海藻类对防治冠心病有一定的好处。

（2）戒烟：据统计，目前中国大约有 1/3 的人口吸烟,在美国,每 30 秒钟就会有人因为吸烟突发心肌梗死，为此，我国面对着众多的吸烟人群，为减少冠心病的发病率应积极地进行控烟。

（3）运动：老年人应参加一定的体力劳动和体育活动，对预防肥胖、改善循环系统的功能和调整血脂代谢均有益处，是预防冠心病的一项积极有效措施。首先根据身体情况、年龄、心脏功能状态来确定活动量，以不过多增加心脏负担和引起不适感觉为原则。运动的方式以有氧活动为宜，如散步、慢跑、慢骑自行车、打太极拳、做保健操等，尽量避免有闭气动作的活动，如举重等。运动的强度为运动时最大心率加年龄达到 170—180 次 / 分。运动频率为每周 3—5 次，每次持续 30—60 分钟。活动与运动要循序渐进，要有规律性、持久性，不宜做剧烈活动。运动前应有 5—10 分钟的准备活动，可做一些重复的轻度活动，以使脉率逐渐增加到运动时的脉率，运动后也应有 5—10 分钟的恢复活动，以使四肢血液逐渐返回至全身。另外，对于特殊人群的活动应在医护人员的指导下进行。

（4）降血压和降血脂：冠心病最主要的三个危险因素是高血压、高胆固醇血症和吸烟。目前强调在抗高血压治疗的同时注意控制其他危险因素，因为血压升高易伴有高血脂、高血糖、纤维蛋白原升高以及心电图不正常。研究表明，只有维持较长时间的正常胆固醇水平，才能达到预防冠心病发病或避免冠心病加重。

（5）心理保健：正确认识自己的病情，掌握有关冠心病的知识和简单的急救方法，用积极向上的态度来对待所患疾病。合理安排生活，做到劳逸结合。减少焦虑、紧张的心理，遇到问题时多与亲人，朋友沟通，多接触社会，参加一些社会活动，学会放松心理，使心情变得平静安详。

（6）定期去医院复诊。

7. 心绞痛是如何定义的？

心绞痛是冠状动脉供血不足，心肌急剧的、暂时的缺血和缺氧而引起的发作性胸痛或胸部不适为主要表现的临床综合征。

稳定型心绞痛是指在冠状动脉狭窄的基础上，由于心肌负荷的增加引起心肌急剧的、暂时的缺血和缺氧的临床综合征。

不稳定型心绞痛是指除典型的稳定型心绞痛之外的缺血性胸痛。

8. 目前我国心绞痛病人的现状如何?

心绞痛多见于男性病人,且多数发病是在 40 岁以上人群。在国外 50 岁男性心绞痛发病率为 0.2%,女性为 0.08%。我国心绞痛发病率远远低于此数据,不稳定型心绞痛的发病率尚不清楚。

9. 心绞痛是如何划分的?

心绞痛的分型方法有多种,其中根据心绞痛的发生与心肌需氧量的关系可将心绞痛分为:

(1)劳累性心绞痛:是由于运动或其他增加心肌耗氧量所诱发的心绞痛。包括三种类型:①稳定型心绞痛:是最常见的心绞痛,由心肌缺血缺氧引起的典型心绞痛发作,1—3 个月内,每日疼痛发作次数大致相同,疼痛部位与性质没有改变;②初发型心绞痛:指病人过去未发生过心绞痛,而现在发生的心绞痛发作尚在一两个月内;③恶化型心绞痛:也叫进行型心绞痛,是指原有稳定型心绞痛的病人在 3 个月内疼痛的频率、程度、诱发因素不断变化,有恶化的趋势,较轻的体力活动或情绪激动即可引起发作,发作持续时间可超过 10 分钟。

(2)自发性心绞痛:心绞痛发作与心肌需氧量无明显关系,与劳累性心绞痛相比,疼痛时间较长,程度较重。包括四种类型：①卧位型心绞痛：指在休息时或睡觉时发生的心绞痛，常发生在半夜，偶尔在午睡时发作，发作时疼痛剧烈难忍，病人烦躁不安，该型心绞痛可由劳累性心绞痛病情进行性发展演变而来，病情加重后进一步还可发展为急性心肌梗死或严重心律失常，甚至导致死亡；②变异型心绞痛：该型心绞痛与卧位型心绞痛相似，也常在夜间发作，发作时常伴有特异性的心电图变化；③中间综合征：也称为冠状动脉功能不全，由于心肌缺血引起的心绞痛发作，持续时间较长，可达到30分钟至60分钟，常在休息或睡眠中发生，疼痛性质介于心绞痛与心肌梗死之间，常是心肌梗死的前期；④梗死后心绞痛：急性心肌梗死后不久或几周后发生的心绞痛，此种心绞痛病人随时有再次发生心肌梗死的危险。

（3）混合性心绞痛：是劳累性心绞痛和自发性心绞痛混合出现，兼有两种心绞痛的临床表现。按照劳累时心绞痛发作的严重程度可分为四级：①Ⅰ级：日常活动时无症状，较日常活动重的体力活动，如平地小跑、快速步行、上陡坡等可引起心绞痛的发作；②Ⅱ级：日常活动稍受限制，一般体力活动，如步行1.5—2公里或徒步上三楼等，可引起心绞痛的发作；③Ⅲ级：日常活动明显受限，较日常活动轻的体力活动，如常速步行0.5—1公里、徒步上二楼或上小坡等，即可引起心绞痛的发作；④Ⅳ级：轻微体力活动，如室内缓慢行走即引起心绞痛的发作，严重者休息时也可引起心绞痛的发作。

10. 心绞痛时会出现哪些症状？

（1）稳定型心绞痛：主要表现为胸骨中段或上段及心前区出现阵发性的闷痛，非针刺样，常可放射至左肩、左臂内侧、颈咽或下颌部，一般症状可持续数分钟。

（2）不稳定型心绞痛：1个月之内疼痛频率、程度不断加重，疼痛时间逐渐延长。变异型心绞痛多在凌晨3—6点发作，心绞痛症状重，伴有出汗、面色苍白、恶心、呕吐，甚至有濒死感，一般症状可持续10—20分钟。

11. 哪些因素易诱发心绞痛？

诱发心绞痛的因素主要有：

（1）劳累；

（2）情绪激动；

（3）吸烟；

（4）疾病：如贫血、甲亢、感染、心律失常等；

（5）饱食；

（6）气候：寒冷、阴雨天气等。

12. 心绞痛有哪些并发症？

心绞痛的并发症主要包括心律失常、心肌梗死与心力衰竭。

13. 如何针对老年心绞痛病人进行居家护理？

（1）心绞痛发作时的护理

一旦心绞痛发作应：①休息：立即卧床休息，有些病人在停止活动后症状就会消除；②舌下含服硝酸甘油：硝酸甘油片剂可迅速被唾液溶解而快速吸收，1—2分钟开始发挥作用，约半小时后作用消失。长期使用可出现耐药性，使用后不良反应可出现头晕、头胀、头痛、面红、心悸、血压下降等，如第一次使用时，病人应采取平卧位，必要时配合吸氧。

（2）日常生活护理

日常生活中的护理包括：①应尽量避免各种诱发因素，如注意调整饮食，一次进食不宜过饱；②禁烟酒；③调整日常生活和工作量，以免过于劳累；④饮食：减少动物性脂肪含量高的食物，如动物内脏等，减少胆固醇、盐及糖的摄入；避免食用刺激性和引起胀气食物，如浓茶、咖啡、辣椒等；多吃蔬菜、水果等富含维生素和膳食纤维食物；多吃鱼类和豆类食物；多吃改善血管的食物，如大蒜、洋葱、山楂、黑木耳、大枣、豆芽等；⑤适当的活动或体育锻炼：这对心脏功能的恢复是有益的，但要根据老年人的病情状况，进行力所能及的运动，应咨询医生后在医生的建议下进行；⑥注意减轻精神负担，保持良好的心情和心态，心胸开阔，不因一些小事而斤斤计较；⑦保证充足的睡眠，注意劳逸结合；⑧节制性生活，尤其是在发作期间，以免由于过度兴奋而危及生命。

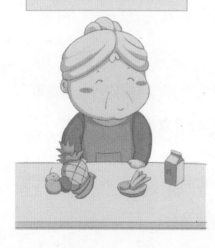

14. 心肌梗死是如何定义的?

因冠状动脉供血急剧减少或中断,导致心肌严重持久性缺血,最后坏死。

15. 目前心肌梗死的发病现状如何?

美国每年约有 80 万人发生心肌梗死,45 万人再梗死再发。我国近年来心肌梗死病人逐渐增多。男性患病高峰年龄为 51—60 岁;女性为 61—70 岁,男性多于女性,城市高于农村。

16. 心肌梗死病人常有哪些症状?

(1)先兆症状:频繁的心绞痛发作,时间渐延长,程度渐加重;伴明显的心慌、气短,有的病人可有恶心症状;含服硝酸甘油不能缓解。

(2)持久的胸骨后剧烈疼痛,伴有烦躁、大汗、四肢发冷、血压下降、心悸、气短;可有心律失常、休克或急性左心衰。

17. 心肌梗死有哪些并发症?

(1)乳头肌功能失调或断裂:发病可高达 50%,主要出现二尖瓣脱垂和关闭不全症状。

(2)心脏破裂:较少见,造成心包积血、心脏压塞与猝死。

(3)栓塞:为左心室附壁血栓脱落所致,可引起脑、肾或四肢动脉血栓。

(4)心室壁瘤:发生率为 5%—20%,主要见于左心室。

(5)心肌梗死后综合征:发生率为 10%,表现为心包炎、胸膜炎或肺炎,有发热、胸痛等症状。

18. 居家发病的心肌梗死病人如何进行护理？

（1）病人发作时家庭相关人员不要慌张，应立即让病人休息平卧，打电话通知急救中心，争取以最快的速度、最短的时间送往医院。

（2）取出急救药盒，将硝酸甘油片取出让病人舌下含服，家里有条件时可以进行适当给氧。

（3）要持续呼叫病人的名字，让其保持清醒状态，如意识恍惚，可用手指按压人中，压到病人眉头皱起来。如病人恢复意识后可以将右手握空拳，左手放在右手上，用身体的力量，从右到左滚压胸腔，这时让病人吸气，手放开时让其吐气。直到病人两肩会动，脸色转好为止。

（4）如果发作时周围没有家人，病人应采用自救方法，可以用力咳嗽、用力捶胸或趴在地上滚动胸腔，以减缓症状的发生。

19. 心肌梗死病人症状好转后应如何进行护理？

（1）症状好转后第一周完全卧床休息，应帮助病人吃饭、洗脸、大小便等，第二周可在床上起坐，逐渐离床，或在床旁站立，逐渐在室内缓慢走动。

（2）平时饮食不宜过饱，食物以易消化、少脂肪、少产气为宜，限制盐的摄入，给予必要的热量和营养。多吃燕麦、玉米、荞麦、大豆、花生、洋葱、大蒜、生姜、甘薯、茄子、胡萝卜、芹菜、韭菜、菇类、海带、紫菜、山楂、茶叶等降血脂、血压、和胆固醇的食物，有助于增加冠状动脉血流量，维持心脏的正常功能。

（3）应保持大便通畅，大便时不宜用力，便秘时可给予缓泻剂。

（4）平时一定不要抬过重的物品，用力屏气可诱发心肌梗死的发生。

（5）根据病人心脏功能和体力情况，可适当进行康复训练，安排合适的运动，如太极拳、步行等，促进体力的恢复。

（6）放松精神，保持良好的心态和心境平和。

（7）不要在饱餐或饥饿的情况下洗澡，如洗澡时水温最好与体温接近，不宜过高；洗澡时间不宜过长，由于洗澡间不通风和闷热，极易造成缺氧和疲劳，可在家人的帮助下洗澡。

（8）要注意天气变化，寒冷极易引起心肌梗死的发生，要注意保暖。

（9）普及病人及家属关于心肌梗死的有关知识，重视疾病，以免贻误病情。心肌梗死发生前一两个月通常都有胸闷现象，病发的一两天会特别累，感觉很闷，需病人及家属提前注意。

（二）慢性心力衰竭

1. 慢性心力衰竭是如何定义的？

慢性心力衰竭是由于心肌梗死、心肌炎、心肌病等病因导致的心室充盈不良或射血能力下降而引起的一组临床综合征。

2. 目前我国慢性心力衰竭的发病状况如何？

按照患病率0.9%进行推算，我国目前成年人约有400万心衰病人。随着年龄增长，心衰患病率显著上升；城市发病高于农村，北方地区发病高于南方地区。有临床症状的病人 5 年生存率与恶性肿瘤相仿，25% 新发心力衰竭病人在 1 年内死亡。心力衰竭反复入院治疗很常见，超过 50% 的病人半年内进行再入院治疗。

3. 慢性心力衰竭的病因是什么？

引发慢性心力衰竭的病因中冠心病占 52%，特发性心肌病占 13%，瓣膜疾病占 10%，酒精蓄积占 4%，高血压占 4%，其他因素占 17%。

4. 慢性心力衰竭如何分型？

一般情况按照发生部位对慢性心力衰竭进行分类，可分为三种类型，即左心衰竭、右心衰竭与全心衰竭。

5. 如何判断慢性心力衰竭的程度？

（1）充血性心力衰竭：既往有心脏病病史，如有左心或右心心力衰竭的症状与体征常不难诊断。X 线检查心肺对诊断也有帮助。

（2）心力衰竭程度：根据病人的心脏功能状态分为四级，若以心力衰竭来划分，则分三度。心功能二级相当于心力衰竭一度，其余类推。

①心功能一级：有心脏血管疾病，但一切劳动都不受限制（无症状）。

②心功能二级（心衰Ⅰ度）：能胜任一般日常劳动，但做较

重体力活动可引起心悸、气短等心功能不全症状。

③心功能三级（心衰Ⅱ度）：休息时无任何不适，但做普通日常活动时即有心功能不全表现。

④心功能四级（心衰Ⅲ度）：任何活动均有症状，即使在卧床休息时，亦有心功能不全症状。

6. 慢性心力衰竭有哪些症状？

（1）左心衰竭症状。

①呼吸困难：是左心衰竭的最早和最常见的症状。轻者仅于较重的体力劳动发生呼吸困难，休息后很快消失，故称为劳力性呼吸困难。严重者休息时也感呼吸困难，以致被迫采取半卧位或坐位，即端坐呼吸。

②咳嗽和咯血：是左心衰竭的常见症状。

③其他：可有疲乏无力、失眠、心悸等。

（2）右心衰竭症状。

①上腹部胀满：是右心衰竭较早的症状。常伴有食欲不振、恶心、呕吐及上腹部胀痛，这是由于肝、脾及胃肠道充血所引起。

②颈静脉怒张：是右心衰竭的一个较明显征象。

③水肿：出现在右心衰竭早期。

④紫绀：右心衰竭者多有不同程度的紫绀，最早见于指端、口唇和耳廓，较左心衰竭者为明显。

⑤神经系统症状：可有神经过敏、失眠、嗜睡等症状，重者

可发生精神错乱。

（3）全心衰症状。

同时存在左、右心衰竭的临床表现。

7. 哪些危险因素易诱发慢性心力衰竭发作？

诱发慢性心力衰竭发作的危险因素主要有：

（1）感染。

（2）过重的体力劳动或情绪激动。

（3）心律失常。

（4）妊娠分娩。

（5）输液（或输血过快或过量）。

（6）严重贫血或大出血。

8. 哪些人群易发生慢性心力衰竭？

易发生慢性心力衰竭的人群包括老年、女性、高血压、左室肥厚、糖尿病和肥胖病人。

9. 慢性心力衰竭病人如何进行居家护理？

慢性心力衰竭病人居家护理应尽量保持稳定的生活，从饮食起居开始做起。

（1）饮食：清淡饮食，不饱餐，七分饱便可。

（2）休息：根据病情适当安排病人的生活、活动和休息。轻度心力衰竭病人，可仅限制其体力活动，以保证有充足的睡眠和休息。较严重的心力衰竭者应卧床休息，包括适当的脑力休息。

（3）控制水摄入：控制饮水（包括粥、饮料、奶等液体），重症病人在稳定期也需要严格控制，每日进液量控制在1200—1500mL，尿量要等于或略大于摄入量。

（4）食盐的摄入：控制钠盐摄入，可减少体内水潴留，减轻心脏的前负荷，是治疗心力衰竭的重要措施。不用利尿药者，则每日摄入量不超过6g。如使用利尿剂则不宜过度控制，但应定期查血钠，明显降低时可适当食用咸菜等补充钠离子。

（5）合理锻炼：以散步等为主，活动量以病人不感到劳累为度。

（6）预防感染：感染是加重病情的主要诱因，应高度重视，应预防感冒等，如果发生感染，则应加强治疗或转诊。

（7）长期卧床病人应注意及时翻身，按摩肢体及进行被动活动，预防血栓形成。

（三）高血压

1. 目前我国有多少高血压病人？

目前我国高血压病人接近2亿人。我国与美国高血压病人知晓率、服药率和控制率的比较情况参见表3-1与表3-2。

表3-1　我国人群高血压病人知晓率、服药率和控制率

	知晓率（%）	服药率（%）	控制率（%）
1991年	26.3	12.1	2.8
2002年	30.2	24.7	6.1

表 3-2　美国高血压病人知晓率、服药率和控制率

	知晓率（%）	服药率（%）	控制率（%）
20世纪80年代	60	40	25
2000年	70	59	34

2. 高血压是如何分类的?

高血压分为原发性高血压和继发性高血压。原发性高血压是指以原因不明的血压升高为主要表现的临床综合征。继发性高血压是由某些确定的疾病或病因引起的血压升高。

3. 高血压的诊断标准是什么?

高血压的诊断标准是：收缩压 ≥ 140mmHg 和 / 或舒张压 ≥ 90mmHg。根据血压升高水平又进一步将高血压分为 1、2、3 级：

（1）高血压 1 级（轻度）：收缩压 140—159mmHg 或舒张压 90—99mmHg。

（2）高血压 2 级（中度）：收缩压 160—179mmHg 或舒张压 100—109mmHg。

（3）高血压 3 级（重度）：收缩压 ≥ 180mmHg 或舒张压 ≥ 110mmHg。

4. 高血压是由哪些病因引起的?

（1）遗传因素：可能存在主要基因显性遗传和多基因关联遗传。

（2）环境因素及饮食：包括过于劳累、摄盐过多、钾摄入过少、低钙、高蛋白、高饱和脂肪酸及酒精过多摄入。

（3）精神应激：脑力劳动者发病率高于体力劳动者，精神紧张的职业发病率高均说明精神心理因素对高血压发病的影响。此外，长期生活在噪声环境中也易引发高血压。

（4）其他因素：如体重超重、口服避孕药及阻塞性睡眠呼吸暂停综合征等。

5. 高血压有哪些症状?

（1）缓进型高血压早期大多无明显症状；加重后可有头晕、头痛、视力模糊；疲劳；心悸；鼻出血等。

（2）急进型高血压可出现血压升高，舒张压持续 ≥ 130mmHg；肾脏损害突出；进展迅速，治疗不及时多死于肾衰或心衰。

6. 高血压可发生哪些并发症?

高血压常见的并发症有：

（1）高血压危象症状：血压明显升高，伴靶器官损害者可出现心绞痛，左心衰或高血压脑病。

（2）高血压脑病症状：发生在重度高血压病人，由于血压过高使脑组织血流灌注过多引起脑水肿与颅内压增高。

（3）脑血管病：包括脑出血、脑血栓形成、腔隙性脑梗死、短暂性脑缺血发作等。

（4）心力衰竭：长期高血压导致心脏的代偿能力丧失而发生心力衰竭。

7. 哪些人群易患高血压?

易患高血压的人群包括：

（1）年龄：男性 >55 岁，女性 >65 岁。

（2）吸烟者。

（3）高胆红素血症者。

（4）患有糖尿病的人。

（5）有心血管疾病家族史的人群。

8. 高血压病的流行病学状况如何？

（1）国家地区差异：工业化国家较发展中国家高发。

（2）种族差异：美国黑色人种较白色人种高发。

（3）年龄差异：老年人最为常见。

（4）地区差异：北方地区较南方地区高发；高海拔地区较低海拔地区高发；经济文化发达地区较经济文化落后地区高发。

（5）民族差异：高原少数民族患病率高。

（6）性别差异：一般情况男性较女性高发，但女性更年期后较男性高发。

（7）季节差异：冬季发病人数较夏季多。

（8）饮食差异：食用较多盐、饱和脂肪及大量饮酒者患病率高。

9. 老年高血压病人应如何进行居家护理？

（1）降压治疗的目标值：一般应控制老年人收缩压在 140—150mmHg；舒张压 < 90mmHg，但不低于 65—70mmHg。

（2）搞好医患沟通，病人要学会自我监测血压。

（3）合理安排生活，做到劳逸结合。

（4）非药物治疗：包括减轻体重、减少钠盐摄入、补充钙钾、减少脂肪摄入、限制饮酒及适当运动。

（四）血栓性静脉炎

1.血栓性静脉炎是如何定义的？

指静脉血管腔内急性非化脓性炎症的同时伴有血栓形成，是一种常见的血管血栓性疾病，病变主要累及四肢浅静脉和深静脉。血栓可以引起炎症，炎症也可以引起血栓，两者互为因果。包括深静脉血栓和血栓性浅静脉炎。发病多见于下肢，可累及主干静脉或肌肉静脉丛。

2.目前我国血栓性静脉炎发病的现状如何？

手术是导致下肢深静脉血栓形成的主要原因，手术后病人的发病率高达 10%—75%，手术后并发下肢静脉血栓形成的发病率为 27.8%，其中并发肺栓塞 2%。下肢血栓性静脉炎是妇科术后常见的并发症，发病率为 7%—22%。

3.哪些因素易导致血栓性静脉炎？

血流滞缓、血液高凝、血管壁损伤是造成血栓性静脉炎的主要因素。老年人中多见于：

（1）肥胖者。

（2）癌症病人。

（3）近期有长途旅行经历的人。

（4）长期卧床者，如截瘫病人。

（5）创伤或骨折的老年病人。

（6）手术后病人。

（7）服用避孕药或雌激素者。

（8）有下肢深静脉血栓形成或肺动脉栓塞的病史者。

4. 血栓性静脉炎会出现哪些症状？

主要表现为肢体明显肿胀、疼痛、变色、局部温度高、静脉曲张等。

（1）血栓性静脉炎：早期症状患肢肿胀，局部皮肤红、肿、热、痛，劳累后加重，休息后症状能缓解。随着病情的发展，出现患肢营养障碍、皮肤瘙痒、色素沉着呈黑色、湿疹样皮炎、静脉曲张。后期出现不愈的皮肤溃疡，可能导致癌变。

（2）游走性浅静脉炎：初期症状皮肤红、肿、热、痛，可触及皮下硬结或条索状物，有压痛。炎症消退后皮肤色素沉着呈黑色，可反复发作，位置不定，呈游走性。

（3）深静脉血栓。

① 小腿深静脉血栓的形成：小腿深静脉是术后最容易发生血栓的部位，常见的症状有小腿部疼痛或压痛，小腿部轻度肿胀。

② 股静脉血栓的形成：大多数股静脉血栓继发于小腿深静脉血栓，少数股静脉血栓是独立存在的，腘窝部和小腿深部均有压痛，患侧小腿及踝部有轻度水肿。

③ 髂骨静脉血栓的形成：如上所述，大多数髂骨静脉血栓也多继发于小腿深静脉血栓，产后妇女、骨盆骨折、盆腔手术、

癌症病人易发生。病变发生在左侧下肢深静脉较右侧多 2—3 倍。

④ 疼痛性股青肿：表现为患肢疼痛剧烈，皮肤发亮，并伴有水疱或血疱，皮肤颜色呈青紫色。常有动脉痉挛、下肢动脉波动减弱或消失、皮肤温度减低，严重时出现休克表现及下肢湿性坏疽。

⑤ 疼痛性股白肿：当下肢深静脉急性栓塞时，下肢水肿在数小时内达到最高程度，肿胀可呈凹形及高张力，阻塞主要发生在股静脉系统内。合并感染时可见全身性肿胀、皮肤苍白及皮下网状的小静脉扩张。

5. 如何对血栓性静脉炎病人进行居家护理？

（1）饮食护理：摄入高热量、高蛋白、富含维生素、低脂食物，忌吃辛辣的食物，以免增加血液黏稠度，加重病情。宜吃流质或半流质清淡饮食，忌吃过硬、过咸的食物，以免损伤和刺激口腔黏膜。睡前不要喝咖啡、浓茶等刺激性饮品，适宜喝热牛奶等，使大脑放松，促进睡眠。

（2）日常生活中密切观察患肢颜色和范围的变化，如患肢范围不断扩大，说明静脉回流受阻逐渐在加重，颜色变深并出现皮肤温度升高，应及时去医院就医，以免贻误病情。

（3）平时有意识的抬高患肢，如急性期，病人卧床休息时患肢应抬高 30°，让静脉血回流，减轻水肿。晚上睡觉时要脚部放置软枕，使患肢略高于心脏水平位置，以减轻浅静脉压力，使疼痛减轻。

（4）加强静脉血管的保护。冬季注意患肢的保暖，如有静脉输液时，为保护静脉血管，应每日2次用热毛巾敷针眼，预防静脉炎的发生。

（5）如病人出现咳嗽、胸闷、胸痛、口唇发绀、痰中带血等症状时，要考虑到可能是肺栓塞的发生，要及时去医院就医。

（6）建议平时穿弹力袜来保护静脉血管。穿着弹力袜前，应将静脉排空，所以清晨起床后进行最好，松紧度以能放进去一个手指伸入缠绕为宜，缠绕时应从肢体远端开始，逐渐向上。在使用过程中每天应密切观察患肢皮肤色泽与肿胀情况，以判断弹力袜的使用效果，并及时调整松紧度。

二、呼吸系统疾病

（一）慢性阻塞性肺疾病

1. 慢性阻塞性肺疾病是如何定义的？

慢性阻塞性肺疾病是一种具有气流受限特征的疾病，气流受限不完全可逆，呈进行性发展，其发病与肺部对有害气体或有害颗粒引起的异常炎症反应有关。

2. 目前我国慢性阻塞性肺疾病的现状如何？

慢性阻塞性肺疾病（简称慢阻肺）是世界性疾病，患病率和死亡率不断增高，世界卫生组织指出，20世纪90年代慢阻肺在全球导致伤病的病因中排列第12位，21世纪20年代提升到第5位。

3. 慢性阻塞性肺疾病会出现哪些症状？

长期反复咳嗽、咳痰、喘息和发生急性呼吸道感染。继而演变成肺源性心脏病，甚至发生心、肺功能衰竭。

4.慢性阻塞性肺疾病是如何分类的？

慢性阻塞性肺疾病包括慢性支气管炎和肺气肿两种，参见表3-3。

表3-3　慢性支气管炎和肺气肿的区分和发病症状

种类	慢性支气管炎	肺气肿
区分	支气管内壁肿大，纤毛活动受损，黏液分泌物增多，咳嗽，容易感染肺病	肺泡破裂形成大的气囊，肺弹性降低，吐气困难，不易有效咳嗽
发病症状	面色发红或蓝色，发绀，体重增加，于清晨常咳嗽。以上症状每年发作时间至少三个月，且连续两年以上	面色红润，体重减轻，呼吸时颈静脉怒张，呼吸时使用辅助肌

5.哪些危险因素易导致慢性阻塞性肺疾病？

吸烟、反复呼吸道感染和空气污染是引起发病的三大主要原因。而一旦患病后，往往经10—20年可发展至肺气肿、肺源性心脏病，出现严重慢性心、肺功能衰竭。

（1）吸烟：因烟中含许多有害物质，造成慢性呼吸道发炎，使痰液堆积不易排出，而导致感染。

（2）空气污染：使黏性分泌物增加，造成慢性咳嗽，使痰不易咳出。

（3）感染。

（4）过敏：气喘及过敏性体质易导致慢性呼吸道受刺激，即造成支气管平滑肌收缩。

（5）遗传。

（6）职业:长期暴露在矽、棉絮、煤及石化等工业污染的环境。

6. 慢性阻塞性肺疾病有哪些并发症?

慢性阻塞性肺疾病的并发症主要有:

（1）呼吸衰竭:严重时需使用呼吸器帮助呼吸。

（2）慢性肺心症:肺动脉高压会引起右心室心房扩大，最后导致右心衰竭。

（3）营养不良:因呼吸困难而大量消耗能量，再加上长期食欲降低，容易导致营养不良。

（4）气胸:肺泡破裂，空气跑进肋膜腔所致。

（5）易感染肺炎。

（6）睡眠呼吸综合征:有部分病人会在睡眠中发生低血氧的状况。

7. 针对慢性阻塞性肺疾病老年人应如何进行居家护理?

（1）戒烟:是防止肺功能继续迅速恶化的最重要方法。不仅病人要戒烟，与病人接触密切的人也要戒烟或不在家庭内吸烟。

（2）氧气治疗：当病人的肺部已经不能从空气中吸取足够的氧气时，可按照医嘱指示在家使用氧气。吸氧可解决如头晕、头痛、神志不清等症状，也能改善病人的活动能力。但若自行过度使用氧气，则会造成二氧化碳堆积抑制呼吸，使病人呼吸更加困难。

（3）呼吸运动：呼吸运动的益处包括：①训练呼吸肌肉，延长呼气时间，加强肺部的气体排空能力；②矫正无效的呼吸形态，增加肺部气体交换的功能；③放松肌肉，减轻焦虑不安；④降低呼吸速率，缓解呼吸困难；⑤增加活动耐力。

（4）饮食：应食用低碳水化合物，低糖、高脂、高纤维食物，避免食用易产气食物。选择简单、多样且方便的烹调食物如炒面、粥等。采用少量多餐方式，每餐不要吃太饱，餐前先休息，餐后不要立刻躺下。在热量供应方面，可在饮食中增加不饱和脂肪，如黄豆油、花生油、沙拉酱等。而减少碳水化合物如糖果、点心、含糖饮料等，这样可以增加热量，减轻呼吸的负担。摄入足够的水果、青菜。养成规律排便习惯，预防便秘导致过度用力造成呼吸喘息。依照医生建议摄取适量的水分及盐分，少吃腌制食物、酱菜、罐头食品。避免食用会胀气的食物，如豆类、地瓜、洋葱、玉米等。吃东西时要细嚼慢咽，进食时如感呼吸困难，可先休息待呼吸较平顺后再继续进食。

（5）生活保健。

① 避免感染：不要到人多的公共场所，避免和感冒的人接触；要有良好的营养状况和充足的睡眠，以增加抵抗力；如发生痰量增加，发黄，变黏稠，咳嗽，呼吸困难加剧或意识混乱，嗜睡等感染的症状要立即看医生。

② 节省体力：物品尽量靠近身边方便取用，活动时避免弯腰动作并减少身体移动，尽可能坐着进行，如刷牙、洗脸时可

坐着，放置椅凳于浴室坐着洗澡，并利用长柄刷洗身体。事先安排好一天的活动、休息时间表，并将轻的、重的工作平均分配，且交替进行，应避免推、举、抬重物。活动中须常常休息，避免过度劳累，必要时依照医生指示使用氧气。衣服要宽松易于穿、脱，避免穿系带的鞋子。烹调食物时应选择简易烹饪方法，避免微波炉煮食。

③ 清除痰液方法：让病人用鼻子深深吸一口气，屏住呼吸数秒钟，吐气时身体向前弯曲用手压迫腹部，增加咳嗽力量咳出痰液。为病人拍痰，将手掌成杯状，在每一位置有节律地拍打，每一部位拍不超过 5 分钟，拍打时手腕弯曲，正确的拍打声为鼓声。

8. 怎样让慢性阻塞性肺疾病老年人进行有效的呼吸训练?

（1）指导病人进行噘嘴呼吸。

步骤如下：让心情放松、用鼻子吸气后，短暂停顿、噘起嘴唇慢慢呼出气体，就好像在轻轻地吹蜡烛上的火焰一样、呼气的时间约为吸气时间的 2 倍（反复进行吸—吸—吐—吐—吐—吐）。

（2）腹式呼吸。

步骤如下：放松心情，采取舒适轻松的半斜卧姿势。一只手放在胸部，另一只手放在腹部，用鼻子深吸气，使腹部突起，作短暂停留；收缩腹部，噘起嘴唇慢慢呼气，呼气时间是吸气时间的 2 倍。可在运动中练习和操作此技巧。熟悉呼吸方法之后，可进一步学习配合呼吸做运动。

（3）呼吸运动。

① 头部运动：坐在椅子上，用鼻子吸气，吸气时将双手放置脑后，噘起嘴唇吐气，将右手肘弯至左侧膝盖，此时将肺内的气体吐出一半，然后再坐正，将剩余的空气吐出，完成吐气动作，之后重复此动作。

② 上肢运动：坐在椅子上，脚平踩地板，双手置于身旁，用鼻子吸气时，将双手举起与肩同高，然后噘起嘴唇吐气，同时将双手放回原位。坐在椅子上，双手放于身旁用鼻子吸气时，将双手向外侧尽量伸直，然后噘起嘴唇吐气，同时将双手慢慢放回原位。坐在椅子上，双手放于身旁，用鼻子吸气时，将双手举起置于脑后，然后噘起嘴唇吐气，同时将双手放下置于背后。

③ 下肢运动：轻松的平躺于床上或地板上，头垫枕头，用鼻子吸气时将脚伸直，然后噘起嘴唇吐气，同时将一脚慢慢向胸部弯曲，再用鼻子吸气并将脚伸直，休息一分钟，重复2—4次，另一只脚方法相同。

9. 患有慢性阻塞性肺疾病的老年人呼吸运动时的注意事项有哪些？

（1）在做呼吸运动前，要准备做好呼吸的动作，等呼吸训练熟练后再配合做运动，则效果更好。

（2）要穿宽松衣服并在舒适环境进行。

（3）运动必须在餐前进行，避免胃里食物阻碍肺部扩张。

（4）要由最低的运动量，最短时间，最少次数开始，然后慢慢地增加。

（5）使用氧气的人，在运动时要依据医生的指定，将氧气量调到最适宜的流量。

（6）运动中如果发生头晕、气喘、心跳加速、呼吸困难、眼前发黑等现象要马上停止运动。

（二）支气管哮喘

1. 支气管哮喘是如何定义的?

支气管哮喘简称哮喘，是由多种细胞包括气道的炎性细胞和结构细胞参与的一种慢性气道炎症性疾病。通常出现可逆性气流受限，并引起反复发作性喘息、气急、胸闷或咳嗽等症状，常在夜间或清晨发作或加剧。

2. 目前我国支气管哮喘的患病状况如何?

全球有1.6亿病人，全世界每年死于哮喘病人达18万人。我国的患病率是1%—4%，病人数达到2000万。老年人群患病率有增高趋势，发达国家患病率高于发展中国家，城市高于农村，约40%的病人有家族史。目前用于治疗哮喘病的费用已经超过肺结核和艾滋病的总和。

3. 如何判定支气管哮喘?

支气管哮喘的判定方法：

（1）反复发作喘息、气急、胸闷或咳嗽。

（2）发作时可出现以呼气相为主的哮鸣音，呼气相延长。

（3）上述症状可自行缓解。

4. 哪些因素易导致支气管哮喘?

易导致支气管哮喘的因素有：

（1）遗传因素。

（2）刺激因素：如花粉、尘螨、动物皮毛等。

（3）药物因素：如阿司匹林、抗生素等。

（4）气候因素。

（5）感染因素。

（6）运动因素：有些哮喘病人在运动停止后3—5分钟出现哮喘发作，但在30—60分钟后可自行缓解。

（7）食物因素：如鱼类、蛋类等。

（8）精神因素：情绪激动、紧张不安等易引起哮喘发作。

5. 支气管哮喘是如何分期的?

（1）急性发作期：气促、胸闷或咳嗽等症状突然发生或加重，常伴有呼吸困难，以呼气量减少为特征。

（2）慢性持续期：许多病人即使没有出现急性发作，但在很长时间内仍会出现有不同程度的症状。如咳嗽、胸闷、喘息、运动受限、睡眠受影响等。

（3）缓解期：经过治疗或未经治疗，症状、体征消失，肺功能回复到急性发作前水平，并维持4周以上。支气管哮喘严重度可分为4级，如表3-4所示。

表 3-4　支气管哮喘严重度分级

分级	日间症状	夜间症状
一级（轻度间歇）	<1次／周	<2次／月
二级（轻度持续）	>1次／周，但<1次／天	>2次／月
三级（中度持续）	每日均有症状	>1次／周
四级（重度持续）	持续有症状，体力活动受限	频繁

6. 支气管哮喘有哪些并发症？

肺炎、肺不张、气胸、纵膈气肿。

7. 如何对支气管哮喘病人进行居家护理？

（1）居家护理需达到目标：主要包括：①减少症状的发生，以至于症状全部消失，包括夜间症状；②减少哮喘发作的次数；③没有因急诊去医院看病；④最低限度需要缓解药物；⑤体力活动和运动不受限；⑥肺功能正常或接近正常；⑦没有药物副作用的发生。

（2）避免和控制哮喘的诱发因素。

① 注意居住环境，空气清洁卫生，空气要清新流通，温湿度适宜。室内不使用地毯、鸭绒被，要常洗床单、枕套、被套，并在阳光下暴晒，以防止螨类生存。在家中尽量不使用有刺激性的物品，不养花草和宠物，不抽烟，不喝酒。外出时避免去人多的地方，避免冷空气的刺激，冬天注意保暖，一旦出现感冒的症状要及早治疗。

② 哮喘病人要选择合适的衣服，适合穿纯棉类的内衣，衣

服要宽松舒适，不要选择化纤类的衣物，这些纤维也是引起哮喘发作的诱因。

③合理饮食，饮食应以清淡、富营养、均衡为主。少食多餐，因哮喘病人蛋白质消耗量大，平时应多补充肉类、乳类等以增强免疫能力。刺激性食物都能引起哮喘，如辣椒、姜、蒜等。一些由于过敏引起的哮喘病病人更要注意不吃鱼、蟹等海鲜食物。也尽量避免食用过冷、过热、过甜、过咸的食物。

（3）学会通过症状判定哮喘的严重程度及相应自我处理方法。

病人在发病前多有先兆症状，如鼻痒、打喷嚏、流泪、干咳等，还有胸部发紧、胸闷、呼吸不畅、精神紧张等。让病人学会使用缓解支气管痉挛的药物，来制止哮喘的发作。但注意在使用气雾剂时要控制用量，不能因不见效在短时间内反复喷吸，以免引起心律紊乱等副作用。

正确的使用方法：首先充分摇匀药物，然后在吸气时使药物进入到呼吸道，然后屏气10秒钟，结束后要用冷水漱口，以减少局部副作用。有的病人由于使用方法不正确，把药物喷到了口腔，没有到达气管，这样不仅没有治疗效果，而且口腔容易引起真菌产生。在症状不缓解或加重的情况下，应及时就医，以免发生意外。

（4）指导病人在哮喘管理中与医护人员建立良好关系，增强病人的依从性和自我管理能力。

（5）制订哮喘长期管理的治疗计划，适当进行体育运动和耐寒锻炼。早晨尽量去空气新鲜的地方锻炼，从做简单的深呼吸运动开始，继而散步，慢跑，练太极拳，爬楼，做家务活等。锻炼时如出汗应及时擦汗，避免着凉。耐寒锻炼应从夏天开始，先尝试用冷开水擦头面部，每天 3 次，每次 2—3 分钟，逐渐扩展到四肢。长期坚持可提高机体的耐寒能力，减少冬季发病次数，起到预防疾病的作用。

（6）轻度和部分中度急性发作可在家庭或社区中治疗；部分中度和所有重度急性发作均应到急诊室或医院救治。

（7）鼓励利用中国哮喘联盟网（www.chinaasthma.net）、全球哮喘防治创意网 GINA（www.ginasthma.org）等互动多媒体方式学习相关知识，查找最新的有关支气管哮喘预防与治疗的相关信息。

（8）加强心理护理：支气管哮喘病是一种心身疾病，大部分病人认为此病不能治愈，担心疾病随时发作，家人的照顾也会使病人产生依赖感。在日常生活中家人应细心体贴病人，同时也要通过暗示、说服、讲解、示范，训练病人学会放松自己及转移对疾病的注意力。让病人保持乐观向上心态，心平气和地对待疾病。

三、消化系统疾病

（一）消化不良

1. 消化不良是如何定义的？

消化不良是指一组表现为上腹部疼痛或烧灼感，餐后上腹饱胀和早饱感的症候群。

2. 目前消化不良病人的现状如何？

每个人几乎一生中都会出现消化不良的症状，近十几年受到国内外关注。功能性消化不良在西方国家患病率为 20%—40%，我国人群患病率为 18.9%。

3. 消化不良是如何划分的？

消化不良可分为器质性消化不良和功能性消化不良。

4. 消化不良会出现哪些症状？

消化不良的症状主要包括上腹部不适、疼痛、上腹胀，可伴有早饱感、食欲不振、恶心、呕吐等。

5. 消化不良是如何判定的?

（1）在过去 6 个月内至少 3 个月有餐后饱胀不适、早饱感、上腹痛、上腹烧灼感等其中一项或一项以上症状。

（2）"报警症状"：45 岁以上，近期出现消瘦、贫血、呕血、嗳气、反酸、恶心、呕吐、腹部肿块、黄疸等症状，需尽早彻底检查，找出病因。

6. 针对消化不良的老年人应如何进行居家护理?

（1）饮食：一些水果、蔬菜可解决饮食过度引起的消化不良，如酸奶含有丰富的乳酸，能将奶中的乳糖分解为乳酸；苹果富含纤维素，可刺激肠蠕动，加速排便；西红柿中含有番茄素，有助于消化、利尿，能协助胃液消化脂肪；山楂含有多种有机酸，进入胃后，可增加酶的作用，促进肉类消化；白菜富含大量粗纤维，可促进胃肠道蠕动，帮助消化，防止便秘。

（2）环境：有些研究者主张采用海滨空气浴、海水浴、森林空气浴、景观疗法等可有利于消化不良病人的康复。这些方法都是让病人在空气清新的环境中，调整心态，适当进行一些活动，有益于康复。

（3）水疗法：采用淋浴或半身坐浴，可通过水的温度刺激，促进血液循环和呼吸功能，调节神经功能，增强新陈代谢。

（4）体育疗法：体育疗法可改善胃肠活动及消化吸收功能。如太极拳、保健操、步行、慢跑等。按摩腹部可使胃肠管腔形态改变，增强胃肠蠕动，从而加快胃肠道内容物的排出，达到消除消化不良的目的。

（5）心理疗法：消化不良病人约半数以上都伴有情感障碍，心理异常。要了解病人的心理状态、生活习惯和工作特点，针对其特点做好心理疏导，树立其信心，发挥主观能动性，配合战胜疾病。

（二）慢性胃炎

1.慢性胃炎是如何定义的？

慢性胃炎是指不同病因引起的各种慢性胃黏膜炎性病变。胃体和胃窦都有炎症的胃炎称为浅表性慢性胃窦炎。

2.目前我国慢性胃炎的现状如何？

慢性胃炎是常见病，我国发病率是 60%，老年人群达到 80%。女性少于男性。

3.慢性胃炎是如何划分的？

慢性胃炎分为慢性浅表性胃炎、慢性萎缩性胃炎和特殊类型胃炎。

4.哪些因素易导致慢性胃炎？

导致慢性胃炎的因素主要有：

（1）幽门杆菌感染是引起慢性胃炎的主要原因。我国幽门杆菌感染率是 40%—70%，传播途径主要通过口经口以及粪经口。

（2）饮食：摄盐过多，缺乏新鲜蔬菜水果，营养不良。

（3）环境差。

（4）自身免疫力低下。

（5）心力衰竭。

（6）肝硬化合并门脉高压。

（7）胃部其他疾病，如胃癌、胃息肉、胃溃疡等。

（8）遗传因素。

5. 慢性胃炎会出现哪些症状？

慢性胃炎可出现持续性上中腹部疼痛或进食后疼痛、胆汁性呕吐或食管炎。胃体胃炎除上述症状外，有明显的厌食、贫血、消瘦、胃潴留。胃窦胃炎可出现反酸、嗳气、黑便或呕咖啡样液。

6. 慢性胃炎是如何判断的？

（1）诱因：药物、酒精、胃十二指肠反流等。

（2）有无出现慢性胃炎的症状。

7. 如何对患有慢性胃炎的老年人进行居家护理？

生活调理是治疗慢性胃炎的关键，即戒烟，不喝烈酒，不吃辛辣食物，不喝浓茶、咖啡等，不暴饮暴食，尽量减少服用有刺激的药物等。

（1）多吃高蛋白和高维生素的食物，如鸡、肉、鱼类和蔬菜、水果等。

（2）饮食要酸碱平衡。当胃酸分泌过多时，可喝牛奶、豆浆，吃馒头等中和胃酸。当胃酸分泌过少时，可喝带酸味的饮料、果汁等，以刺激胃液的分泌，促进消化。避免食用易引起腹部胀气或含纤维多的食物，如豆类、芹菜、韭菜等。患有萎缩性胃炎时，宜食用酸奶，因酸奶会对胃黏膜起保护作用，也可使已受伤的胃黏膜得到修复，同时可使胃免受毒素的侵蚀，有利于胃炎的治疗和康复。

（3）当必须口服抗生素类药物治疗疾病时，应同时饮用酸奶，既补充了营养，又避免了抗生素产生副作用。因酸奶中含有大量的活性杆菌，可以使抗生素引起的肠道菌群失调重新获得改善，也保护了胃黏膜。

（4）饮食应少而精、温而软、鲜而淡、净而缓的原则。过饱易增加胃的负担，要细嚼慢咽，可以通过增加唾液的分泌，稀释和中和胃液。急性活动期时，以少食多餐为宜，一天4—5次，但一旦症状控制后可逐渐恢复原来的一日三餐。

（三）消化性溃疡

1. 消化性溃疡是如何定义的？

发生于消化道与酸接触部位的慢性溃疡，常反复发作。因绝大部分发生在胃和十二指肠的慢性溃疡，故称为胃和十二指肠溃疡。

2. 目前消化性溃疡发病的现状如何？

消化性溃疡是全球性高发病，十二指肠溃疡较胃溃疡多见，两者发病比例约为3：1。十二指肠溃疡多发生于20—30岁的青壮年，而胃溃疡多发生于30—40岁。男性发病较女性多，秋冬和冬春之交是好发季节。

3. 哪些危险因素易导致消化性溃疡?

易导致消化性溃疡的危险因素包括:

(1)吸烟:吸烟可增加胃酸,胃蛋白酶的分泌。

(2)饮食:可使胃酸分泌增加。

(3)幽门杆菌感染。

(4)遗传:有家族史的发病率是一般人群的 3 倍,O 型血人群发病率可高出其他人群的 40%。

(5)应激和心理因素:紧张、不安、焦虑等强烈的精神刺激,影响胃酸分泌。

4. 消化性溃疡病人会出现哪些症状?

1/3 的病人会出现上腹部节律性疼痛,几年或几十年反复发作,季节性和周期性发作,还会出现反酸、恶心、呕吐现象。十二指肠溃疡出现疼痛后如进食可缓解疼痛,但半夜会出现持续性疼痛;胃溃疡主要表现为进食后疼痛,后逐渐缓解。大部分老年人无典型症状出现,胃溃疡多位于胃体上部或胃底部,溃疡面积常较大。

5. 消化性溃疡有哪些并发症?

消化性溃疡常见的并发症包括:

(1)出血:上消化道出血为主要表现。

(2)穿孔:胃溃疡发生率为 2%—5%;十二指肠溃疡发生率为 6%—10%。穿孔可引起弥漫性腹膜炎、穿透性溃疡、瘘管等严重后果。

（3）幽门梗阻：发生率为 2%—4%，多由十二指肠溃疡或幽门管溃疡引起。表现为上腹部胀满不适、餐后疼痛加重、呕吐酸臭隔夜食物、营养不良、体重减轻等。

（4）癌变：年龄 >45 岁，长期慢性胃溃疡病史要注意癌变的可能。

6. 针对消化性溃疡的老年人应如何进行居家护理?

（1）生活起居要有规律，调整心态，劳逸结合。

（2）牛奶豆浆可适量饮用。

（3）不宜过多饮用浓茶、咖啡、酒、药物等。

（4）促进溃疡的愈合。

（5）预防溃疡的复发。曾经有并发症史、难治溃疡、年老、伴有严重疾病的溃疡病人要注意溃疡的复发。

（6）病人如出现呕吐时，家属应协助其坐起或侧卧，头侧向一边，以免误吸。吐后要漱口，更换已污染的衣服、被褥等，开窗更换新鲜空气。

（7）为防止病人突然起身出现的头晕，体位性低血压，可让病人慢慢坐起，确保其安全。

（8）如出现紧张等应激性心理反应，应先了解病人精神紧张的原因，针对原因采取适当的应对方法。

（9）局部热疗方法。排除急腹症外,对疼痛部分可采取热敷,解除痉挛达到止痛的效果。

四、神经系统疾病

（一）脑卒中

1. 脑卒中是如何定义的？

脑卒中又称脑血管意外。由于急性脑血管破裂或闭塞，导致局部或全脑神经功能障碍，分为出血性脑卒中与缺血性脑卒中。

2. 目前我国脑卒中病人的现状如何？

脑卒中是老年人常见病，多发病。我国每年死于脑卒中的病人有80万—100万人，存活者中75%是残疾，5年内复发率高达41%。

3. 脑卒中是如何划分的？

（1）按照脑组织的损害程度可分为大脑梗死、小脑梗死、脑干梗死。

（2）按照发病的分期可分为三个阶段：

① 急性期。

第一阶段：发病24—48小时内。

第二阶段：发病 3—14 天。

第三阶段：发病 15—30 天。

② 恢复期：发病 2—6 个月。

③ 后遗症期：发病 6 个月后。

4. 脑卒中会出现哪些症状？

脑卒中的主要症状包括偏瘫、失语、感觉障碍、认知障碍与心理障碍等。

5. 脑卒中有哪些并发症？

脑卒中的并发症主要有癫痫、脑水肿与颅内高压。

6. 脑卒中后易出现哪些异常姿势？

（1）上肢异常姿势：上臂内旋、肩下沉后缩、屈肘，前臂在胸腹前、垂腕，手指屈曲成握拳状。

（2）下肢异常姿势：下肢外旋、患侧骨盆上抬，髋、膝关节伸直、脚掌向后，足跟离地足尖着地。

7. 脑血栓是如何定义的？

脑血栓是脑梗死中最常见的类型，指脑供血动脉因动脉粥样硬化、高血压、动脉炎等血管壁病变，在多种因素作用下形成血栓，造成局部血流减少或中断，神经组织缺血、缺氧、软化和坏死，而出现神经系统功能障碍的一种疾病。

8. 目前我国脑血栓病人的发病现状如何？

脑血管病与心脏病、恶性肿瘤是我国人群死亡的三大主要疾病，也是致残的首要原因。我国脑血栓病人总数已达 4000 万，并以每年 200 万的人数递增，每年因患脑血栓而死亡的人数高达 120 万。脑血栓的死亡率随年龄增长而增加，年龄每增加 5 岁，脑血栓死亡率约增加 1 倍。脑血栓存活者中几乎有一半的病人在 3—10 年内死亡，如果第 2 次复发，其死亡率要比第 1 次更高。脑血栓存活者中，50%—80% 会留下不同程度的致残性后遗症，在 5 年内约有 20%—47% 的复发率，1 年内复发率最高。

9. 脑血栓是如何划分的？

脑血栓主要有以下 4 种分型：

（1）完全型：6 小时内病情达高峰，病情严重，完全瘫痪。

（2）进展型：病情呈进行性加重，常在 3—5 天内达高峰。

（3）缓慢进展型：症状在起病 2 周后仍在进展。

（4）可逆性缺血性神经功能缺损：症状一般在 24—72 小时才恢复，最长可持续 3 周，不残留后遗症。

10. 脑血栓会出现哪些症状？

脑血栓病人常出现以下症状：

（1）好发于 50—60 岁以上的中老年人。

（2）常在安静或休息状态下发病。

（3）症状于数小时或 1—2 天后达高峰。

（4）除脑干梗死和大面积脑梗死之外，病人大多意识清楚，生命体征稳定。

（5）颈内动脉栓塞后可出现病侧单眼一过性黑蒙；对侧偏瘫、偏身感觉障碍、偏盲（三偏症）；失语。

（6）大脑中动脉栓塞后出现三偏症，以面部和上肢为重，有时伴有失语。

（7）大脑前动脉栓塞后出现以下肢远端为主的中枢性瘫及感觉障碍；小便障碍；面舌瘫痪；上肢的轻瘫。

（8）大脑后动脉栓塞后可引起病灶对侧同向偏盲或上象限盲，病灶对侧半身感觉减退伴丘脑性疼痛，病灶对侧肢体舞蹈样徐动症，各种眼肌麻痹等。

（9）锥—基底动脉栓塞后出现眩晕、眼震、复视、吞咽困难、共济失调、交叉瘫；四肢瘫、球麻痹、意识障碍，甚至迅速死亡。

11. 脑血栓有哪些并发症？

脑血栓可发生的并发症包括压疮、肺部感染与心力衰竭。

12. 哪些因素易导致发生脑血栓？

（1）疾病：如高血压、糖尿病、高血脂症。

（2）遗传因素。

（3）饮食不当：如高盐高脂。

（4）不良习惯：如吸烟、过量饮酒；如厕时蹲的时间过长，使周身血液流通不畅，会使大脑供血供氧不足，加上老年人在大便时消耗体力，所以此时老人最容易发生脑血栓。

（5）性格特征：如脾气急躁。

（6）体型：如肥胖体型的人。

（7）睡觉打鼾。

（8）气候因素：秋天为脑血栓发病率最高的季节，60岁以上的老人清晨时发病为多。

13. 针对患有脑血栓的老年人应如何进行居家护理?

脑血栓形成与其他疾病一样，是有其发生、发展和变化规律的，只要平时多加注意，是可以预防脑血栓发生的。

（1）保持良好的心态：心情激动、大喜大悲等强烈精神刺激是诱发脑血栓的重要因素。因此老年人要善于调整和控制自己的情绪，特别是容易激动的人，尽量不要打麻将、炒股票、与人争执，尽量减少强烈的精神刺激。

（2）坚持适当的运动：运动不但可以减肥，还可以调节情绪变化。运动有效果的前提条件是持之以恒，坚持运动才能达到锻炼身体的目的。但老年人要量力而行，不宜做剧烈运动。

（3）规律生活：保证有规律的起居生活，适当的午睡，可有效地保障午后体力的恢复。

（4）合理的饮食：饮食宜清淡、品种多样；食用低脂、低盐、低胆固醇的食物；避免煎炸、辛辣的食物；每餐吃七八分饱，忌暴饮暴食。

（5）纠正不良习惯：烟酒是导致高血压、动脉硬化的诱发因素，戒除烟酒不良嗜好可减少脑血栓的发病率。

（6）注意气候变化：脑血栓极易在气候剧烈变化的季节交替时期，或寒冷与酷暑季节里发作，这一时期应注意防寒防暑。

（7）定期体检：建议老年人每年一定要体检一次，可遵医嘱长期服用一些抗凝的药物，防止因血管病变引起的脑血栓。

（8）注意报警信号：平时出现不明原因的剧烈头痛、脖子痛、一侧手脚麻木、语言模糊不清、视物不清、头晕耳鸣、舌头不能弯、手颤抖、脚不走直线等症状时，要警惕脑血栓发作的前兆，应及时去医院就医，及早诊治，以免发生意外。特别是缺血性脑血栓如在发病后6—8小时进行有效的动脉溶栓治疗，可避免严重的脑血管后遗症的发生。

14. 脑出血是如何定义的？

脑出血是指原发性非外伤性脑实质出血。

15. 目前我国脑出血病人的发病状况如何？

我国脑出血病人占脑血管病的30%，急性病死率为30%—40%。35%—52%的脑出血病人在发病后1个月内死亡，20%的病人6个月后功能残疾开始恢复。

16. 脑出血会出现哪些症状？

脑出血的症状主要表现为头痛、头晕、恶心、呕吐、嗜睡、昏睡、昏迷、血压升高、瞳孔散大或针尖样缩小、鼾性呼吸、大小便失禁、呕血、体温高等。出血部位不同，症状表现也不同。具体如下：

（1）壳核出血：最常见，约占脑出血的50%—60%，可因累及内囊而出现偏瘫、偏身感觉障碍及偏盲。出血量少时临床症状轻，预后良好，出血量大时，临床症状重，可引起脑疝而死亡。

（2）丘脑出血：约占脑出血的20%，可出现感觉障碍、失语与脑性痴呆及眼球运动障碍。

（3）脑干出血：约占脑出血的10%，绝大多数为脑桥出血，表现为突然发病、剧烈头痛、眩晕、复视、呕吐，一侧面部麻木。出血常从一侧开始，可出现交叉瘫，后可波及两侧，出现双侧面部与四肢瘫，病情恶化而出现去脑强直、针尖样瞳孔、高热，严重者死亡。

（4）小脑出血：约占脑出血的10%，表现为后枕部头痛、频繁呕吐、眩晕、眼球震颤、小脑性共济运动失调。

（5）脑叶出血：顶叶出血最为常见，偏瘫程度较轻，主要表现为偏身感觉障碍和混合性失语；其次为颞叶出血，表现为对侧中枢性面舌瘫及以上肢为主的瘫痪，可出现失语及精神症状；枕叶出血表现为对侧同向性偏盲，多无肢体瘫痪；额叶出血主要表现为前额痛、呕吐、对侧偏瘫、失语等。

（6）脑室出血：表现为意识障碍、脑膜刺激征、去脑强直、汗多、生命体征不稳等。

17. 脑出血有哪些并发症？

脑出血的并发症包括：

（1）血肿扩大是脑出血早期并发症。

（2）通气障碍。

（3）肺感染。

（4）泌尿系感染。

（5）消化道出血。

18. 哪些因素易导致发生脑出血？

导致脑出血的因素主要有：

（1）50—70 岁人群多发。

（2）男性发病多于女性。

（3）种族差异。

（4）不良习惯，如烟酒。

（5）冬春季易发。

（6）多在活动或情绪激动时发病。

（7）高血压。

（8）低胆固醇血症。

（9）脑血管畸形。

（10）脑淀粉样血管病。

（11）溶栓治疗。

（12）抗凝治疗。

19. 针对患有脑出血的老年人应如何进行居家护理?

脑出血病人病情稳定后应尽早进行康复治疗。

（1）控制血压升高：诊断高血压后，遵医嘱长期坚持用药，以降低和稳定血压，防止血压反弹。

（2）调节情绪：保持乐观的情绪，良好的心态，不要大喜大悲，过于激动。

（3）戒掉烟酒：烟和酒都能使血管收缩，心跳加快，血压升高，加速动脉硬化，导致脑出血的发生。

（4）合理的饮食：注意摄入低脂、低盐、低糖食物，多吃蔬菜、水果、豆类、鱼类、奶制品等食物。

（5）避免疲劳：老年人要劳逸结合，避免劳累，超负荷工作可诱发脑出血。

（6）保持大便通畅：大便干燥会在排便时使劲用力，这样使腹压升高，血压和颅内压也会上升，极易导致脑出血。平时多吃一些含纤维多的食物，如韭菜、芹菜等；早晨起床前躺在床上按摩腹部或喝一些蜂蜜等都有助于排便。

（7）不采取蹲便：老年人蹲便时，腹股沟处的动脉管弯曲度小于40度，下腹部血管会发生严重屈曲，对高血压病人的老年人来说是非常危险的，再加上屏气排便，极易发生脑出血意外。如果老年人坐着大便，股动脉虽然也弯曲，但弯曲度在90度左右，血液可与平时一样保持通畅，同时全身的重量为臀部所承受，即使时间稍长，下肢也不会感到酸痛，因而不会引起血压升高，所以坐便可减少脑出血的发生机会。

（8）防止跌倒：老年人多伴有不同程度的脑动脉硬化，血管壁脆弱，跌倒时特别是头颅先着地的老人，极易发生颅内血管破裂，因此老年人活动时要尽量小心谨慎，预防跌倒的发生。

（9）勤使用左手：脑出血易发生在血管脆弱的右脑半球，在日常生活中，有意识的常使用左上肢或左下肢，尤其是左手，这样即可减轻大脑左半球的负担，又能锻炼大脑的右半球，从而加强大脑右半球的协调功能。

（10）保证摄入充足的水分：老年人每日要保证体内有充足的水分，使血液得到稀释，保持血容量。平时要养成多饮水的习惯，特别是清晨起床后，饮 1—2 杯温水，有益于健康。

（11）防寒：冬季是脑出血的多发季节，冷空气使血管收缩，外周阻力增加，血压升高，外出时要注意保暖，并适当进行一些体育运动，如太极拳、体操、步行等，以促进血液循环。

（12）重视先兆症状：脑出血前会有一些先兆症状，如无诱因的头痛、头晕、晕厥、乏力、肢体麻木、言语障碍、一时性失视等症状出现，应及早去医院诊治。

（二）老年痴呆症

1. 老年痴呆症是如何定义的？

又称为阿尔茨海默病，是一种进行性高级神经活动功能障碍，即在没有意识障碍的状态下，记忆、思维、分析、判定、视空间等方面出现障碍，是智能损害的综合征。

2. 目前我国老年痴呆症的现状如何？

我国目前有 800 万人患有老年痴呆症，同时平均每年以 30 万人的速度增长。常发生在 65 岁以上的老年人，85 岁以上老年人是高危人群。一旦确诊后平均寿命是 8 年左右。

3. 老年痴呆症是如何划分的？

（1）老年性痴呆：多为遗传引起。

（2）血管性痴呆：多见于脑卒中后。

（3）混合性痴呆。

（4）其他类型痴呆：如颅脑外伤、中毒、营养不良等。

4. 哪些因素易导致老年痴呆症的发生?

老年痴呆症的发生主要与下列因素有关:

(1)遗传因素。

(2)饮食中铝含量过高。

(3)疾病,如高胆固醇、高血压、动脉硬化、糖尿病、中风等。

(4)教育程度低。

(5)不经常用脑。

(6)不良生活习惯,如喝酒、吸烟等。

5. 老年痴呆症会出现哪些症状?

(1)智力减退:短时间内出现注意力不集中、思维迟钝等症状;进而出现进行性遗忘,记忆力丧失;最后发展为遗忘自己的姓名、年龄、家人的面貌等。并伴有计算力下降、定向力障碍、迷路、不能与人沟通交流。

(2)行为改变:常出现无目的行为,幼稚行为。早期可出现反复摆弄同一件物品、不注意个人卫生、徘徊等,晚期可出现卧床不起、大小便失禁、丧失生活能力。

(3)情感障碍:早期情绪激动,晚期表情呆板、迟钝。

6. 老年痴呆症如何判定?

老年痴呆症的判断主要根据:

(1)40—90 岁起病。

(2)进行性加重的失语,失认。

（3）日常生活及行为出现障碍。

（4）家族中有老年痴呆症病人。

7. 针对患有老年痴呆症的人应如何进行居家护理？

（1）饮食均衡：蛋白质、纤维、维生素、矿物质、低盐、低糖、低动物性脂肪、低胆固醇饮食摄入要均衡，可减少动脉硬化，减少痴呆症的发生。特别是豆类、蛋类、核桃、花生中富含胆碱，乙酰胆碱可提高记忆力。维生素B也能有效地降低老年痴呆症的发病率。

（2）减少铝制餐具的使用：常用铝制餐具盛装食物，易使食物与游离出来的铝元素结合，身体过量摄入铝可损害中枢神经，引起智力下降，反应迟钝。

（3）增强体力活动：活动可使血液循环加快，大脑供血量增加，脑细胞获得充足的氧和营养，增强脑细胞活力，可预防脑痴呆。活动手指，如打太极拳、打电脑、下棋、绘画等，能直接刺激脑细胞，延缓脑细胞的退化。

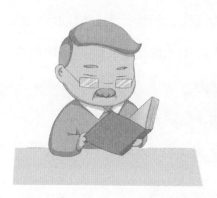

（4）增加脑力活动：多看书，写文章，勤用脑，可使大脑不断接受新信息的刺激，保持大脑的灵活性。

（5）劳逸结合：避免过度的精神紧张和劳累，保持积极乐观的生活态度，可持续保持脑细胞的活力。对事物保持新鲜感和好奇心，多参加社会活动，可防止记忆力减退。保持年轻的心态，注意自身的着装打扮。

（6）预防跌倒：头部摔伤易导致痴呆症的发生。

（7）注意日常生活护理：对痴呆症的老年人，要耐心给予精神安慰和生活调养，通过训练脑力和体力，提高其生活自理能力和生活质量。

（8）记忆障碍的护理：愉快的回忆可促进记忆的再生，多鼓励健忘的老年人回忆往事，避免大声呵斥，使用老人敏感的语言刺激，尊重和保护老人的隐私，取得老人的信任可帮助其改善记忆力。

（9）行为异常的护理：痴呆老人因其出现的幻觉、妄想而产生躁动、叫喊或打人等过激行为，日常生活中尽量减少刺激源，不要轻易改变老人熟悉的生活环境。老人有过激行为时要转移病人的注意力，不能用命令语言或动作强行制止病人，以减轻病人的心理压力。

（10）定向力障碍的护理：尽量减少老年痴呆症病人的外出，如外出时给老人戴上标签，详细写上家庭住址、联系方式等，以便丢失时及早顺利地联系其家人。

（11）心理护理：多与病人沟通、交谈，要有足够耐心，说话速度尽量放慢，使用简单的语言让病人听懂意思，使病人克服紧张、不安的心理压力与外界交流。

五、内分泌系统疾病

（一）糖尿病

1. 老年糖尿病是如何定义的?

老年糖尿病是指年龄在 60 岁以上的老年人，由于体内胰岛素分泌不足或胰岛素作用障碍，而引起内分泌失调，导致物质代谢紊乱，出现高血糖、高血脂，蛋白质、水与电解质等紊乱的代谢性疾病。

2. 目前我国糖尿病的发病状况如何?

糖尿病的患病率随年龄增加而上升，据卫生部报告，在我国每天约有 3200 名新诊断的糖尿病病人，每年约有 120 万新诊断的糖尿病病人。老年人糖尿病的患病率约为 16%。

3. 正常血糖值是多少?

正常血糖值请参见表 3-5。

表 3-5　正常血糖值

项目	数值
糖化血红蛋白	＜ 6.5（HbA1c %）
空腹血糖	4.4 ～ 6.1（FPG mmol/L）
餐后 2 小时血糖	4.4 ～ 8.0（2hPPG mmol/L）

注：诊断标准来源于《中国糖尿病防治指南 2007》。

4. 糖尿病是如何划分的?

（1）1 型糖尿病：胰岛 β 细胞破坏导致胰岛素绝对缺乏。

（2）2 型糖尿病：胰岛素抵抗伴胰岛素分泌相对不足。

（3）其他特殊类型：因糖代谢相关基因异常的遗传性糖尿病或其他疾病等导致的继发性糖尿病。

（4）妊娠糖尿病：指妊娠期间发现的糖尿病。已有糖尿病又合并妊娠者不包括在内。

在我国患病人群中，以 2 型糖尿病为主占 93.7%，1 型占 5.6%，其他类型仅占 0.7%.

5. 糖尿病会出现哪些症状?

典型的糖尿病症状是"三多一少"，即多尿、多饮、多食和体重减轻。有时还会出现疲乏和瘙痒。如果老年人出现这些症状时要及时就医，以免贻误病情。

6. 糖尿病有哪些并发症?

糖尿病的并发症包括急性并发症和慢性并发症。

（1）急性并发症：出现酮症酸中毒，表现为恶心、呕吐、严重口渴、呼吸深而快、神志不清或昏迷，血糖、尿酮体升高。

（2）慢性并发症：出现皮肤、呼吸、消化、泌尿生殖等系统的感染。感染是糖尿病首先出现的症状，还可出现各种大血管或微血管症状，如高血压、冠心病、脑卒中、糖尿病肾脏病变、糖尿病视网膜病变等。

7. 哪些人容易患糖尿病？

缺乏运动、肥胖、年龄大、有糖尿病家族遗传病史、曾经生产过 4 公斤以上婴儿的母亲是糖尿病的易患人群。

8. 怎样正确认识糖尿病？

糖尿病是一种慢性病，是一种需要病人正确认识与配合才能战胜的疾病，增强老人的自护能力是提高生活质量的关键。

（1）树立长期与疾病作斗争的决心与信心。

（2）患病后既不要采取无所谓的态度，也不要过度恐慌。

（3）尽可能多学习一些有关糖尿病的知识。

（4）可购买血糖仪自测血糖，需要使用胰岛素的病人应学会注射胰岛素的方法。

（5）如实告诉医生自己近期病情的进展情况。

（6）糖尿病是一种需要家庭与社会长期关心的疾病。

9. 糖尿病如何进行饮食治疗？

糖尿病的饮食治疗包括：

（1）合理控制摄入的总热能：以达到或维持理想体重为宜。

（2）平衡膳食：任何一种食物都无法含有所有营养素，只有食用多种食物才能达到营养齐全。应做到主食粗细粮搭配，副食荤素食搭配，不要挑食及偏食。每日应摄入谷薯类，如米、面、玉米、薯类，主要含有碳水化合物、蛋白质和 B 族维生素；菜果类，富含维生素、矿物质及膳食纤维；肉蛋类，如肉、蛋、鱼、禽、奶、豆腐等，主要为机体提供蛋白质、脂肪、矿物质和维生素；油脂类，如油脂、坚果类食物，能够为机体提供热能四大类食品。

（3）选择营养合理的食物：减少含糖类的食物，限制脂肪摄入量，增加膳食纤维、维生素、矿物质摄入，注意多饮水，限制饮酒，做到定时定量进餐。

10. 什么是食物交换份？

食品交换份是指在产生热量相同的情况下，不同类食物在一定重量内所含的蛋白质、脂肪、碳水化合物相似，可以进行不同类食物之间的交换。掌握了食物交换份，易于达到日常生活中膳食平衡，以便能够控制食物的总热能（见表3-6）。

表3-6　食物交换份表

组别	类别	每份重量（g）	热量（kcal）	蛋白质（g）	脂肪（g）	碳水化合物（g）
谷薯组	谷薯类	25	90	2.0		20.0
菜果组	蔬菜类	500	90	5.0		17.0
	水果类	200	90	1.0		21.0
肉蛋组	大豆类	25	90	9.0	4.0	4.0
	奶制类	160	90	5.0	5.0	6.0
	肉蛋类	50	90	9.0	6.0	
油脂类	硬果类	15	90	1.0	7.0	2.0
	油脂类	10	90		10.0	

11. 糖尿病饮食的常见误区有哪些？

糖尿病饮食常见的误区主要有：

（1）不吃甜食就行。

（2）不太甜的水果不用限量。

（3）无糖食品多吃点儿没事。

（4）可以多吃花生、瓜子、开心果等来充饥。

（5）植物油不会升高血糖，多放点儿没事。

（6）粮食吃得越少越好。

（7）糖尿病饮食是饥饿疗法。

（8）多吃肉、菜。

（9）反正已经打胰岛素或吃药了，就能随便进食了。

12. 患有糖尿病的老年人运动疗法有何益处？

适当进行运动可减少体重，提高运动能力；增强心肺功能，减少高血压及冠状动脉疾病；促进胰岛素在身体内的作用，避免或延迟各种糖尿病并发症的发生；改善生活质量，增强心理适应能力。

13. 怎样确定糖尿病人适宜的运动量？

适宜运动后可有少量出汗，感觉轻松愉快，稍微感觉乏力时即停止运动，休息后可疲乏感很快消失，次日仍可保持体力充沛。

14. 老年糖尿病病人适宜选择何种运动方式？

可以选择进行有氧运动，如快步走路、慢步跑、爬楼梯、体操、太极拳、羽毛球、乒乓球、踏单车等，每星期3—4次，每次至少维持 30 分钟。若有糖尿病并发症老人，运动前需与医生商讨身体情况后选择合适的运动。

15. 老年糖尿病病人运动前应注意哪些问题？

（1）运动前应全面检查身体状况。

（2）向医生咨询适宜的运动量。

（3）选择舒适的鞋、袜。

（4）确认运动场地的安全性。

16. 哪些老年糖尿病病人不适宜运动疗法？

不适宜运动疗法的人群包括：

（1）1 型糖尿病病人血糖没有得到很好的控制之前。

（2）有视网膜病变的病人，运动量不能过大，以免诱发眼底出血。

（3）有心、肝、肾、肺功能不全或急性感染严重并发症的病人。

（二）甲状腺疾病

1. 老年人常见的甲状腺疾病有哪些？

老年人常见的甲状腺疾病主要有甲状腺炎、甲状腺功能亢进症、甲状腺功能减退症、甲状腺肿、甲状腺结节及甲状腺肿瘤。

2. 甲状腺疾病的病因有哪些？

甲状腺疾病主要与病毒感染、自身免疫损伤、遗传、甲状腺的破坏、碘缺乏或碘过量及抗甲状腺药物应用不当及环境因素等因素相关。

3. 老年甲状腺疾病的症状有哪些？

根据甲状腺疾病的种类不同，症状有所差异：

（1）甲状腺炎：有些老年甲状腺炎表现为甲状腺肿或甲状腺机能减退症状，可见甲状腺肿大、质地坚硬；萎缩性甲状腺炎时甲状腺缩小。

（2）甲状腺功能亢进症：常有疲乏无力、怕热多汗、皮肤潮湿、多食善饥、体重下降等高代谢综合征表现；可有紧张焦虑、焦躁易怒、失眠多梦和手、眼睑震颤等神经与精神症状；并可出现心动过速、心律失常、血压增高等心血管系统症状。

（3）甲状腺功能减退症：一般表现为易疲劳、怕冷、体重增加、记忆力减退、精神抑郁、便秘、皮肤干燥粗糙、眼睑和手皮肤水肿，并可有心动过缓、心排出量下降，常伴有冠心病。

（4）甲状腺肿：一般甲状腺轻、中度肿大时常无明显症状，表面光滑，质地较软；重度甲状腺肿大时可引起局部压迫症状，可出现咳嗽、气促、吞咽困难或声音嘶哑等，胸骨后甲状腺肿时可致头部、颈部和上肢静脉回流受阻症状。

（5）甲状腺结节及甲状腺肿瘤：甲状腺结节的表现主要为甲状腺内可触及结节状肿物，分为良性结节与恶性结节（癌性结节）。对于恶性结节或甲状腺癌病人还可有同侧颈部淋巴结肿大的征象。

4. 老年甲状腺疾病的检查有哪些方法？

（1）局部检查：观察甲状腺有无肿大，两侧是否对称；触摸甲状腺大小、软硬度、有无结节等。

（2）实验室检查：检查甲状腺激素水平、甲状腺抗体、放射性碘的摄取率等。

（3）B超检查：主要检查甲状腺的内部结构变化与血运情况。

5. 老年甲状腺疾病的治疗方法有哪些?

老年甲状腺疾病的治疗方法主要是药物治疗，根据疾病的种类选择使用甲状腺素或抗甲状腺药物、碘剂、放射性碘等。对于药物治疗无效、甲状腺结节或甲状腺肿瘤病人也可根据病人情况选择手术治疗。

6. 对老年甲状腺疾病病人应如何加强居家药物治疗的护理?

指导病人按医嘱正确用药，不可自行减量或停药，密切注意用药后的不良反应，必要时应去医院，由医生来调整药物剂量。使用抗甲状腺药物治疗的病人应定期到医院检查血象，及时发现药物引发的粒细胞缺乏症。对于甲状腺功能减退症的老年病人需使用甲状腺素替代治疗时，应定期到医院化验甲状腺素水平，并注意观察药效及过量服用的症状，防止用药过量。当病人出现多食消瘦、心率增快大于100次/分，或有心律失常、体重减轻、发热、大汗、情绪激动等情况时应及时去医院就诊。

六、泌尿生殖系统疾病

（一）尿路感染

1. 尿路感染是如何定义的?

尿路感染是指各种病原微生物在泌尿系统生长繁殖所致的急慢性炎症反应。

2. 目前我国尿路感染的现状如何?

尿路感染的总体发病率为 2%，而其中老年人尿路感染的发病占 10%，以女性居多。

3. 尿路感染是如何划分的?

（1）根据病原体种类分为：细菌性、真菌性、病毒性、衣原体尿路感染等。

（2）根据感染部位分为：上尿路感染、下尿路感染。

（3）根据临床有无症状分为：有症状尿路感染、无症状尿路感染。

（4）根据有无易患因素分为：单纯性尿路感染、复杂性尿路感染。

4. 尿路感染的感染途径有哪些？

（1）上行感染：是最常见的感染途径。细菌沿着尿道上行至膀胱、输尿管及肾脏引起感染。

（2）血行感染：细菌从体内的感染灶浸入血流，到达肾脏引起感染。血行感染并不常见，经此途径导致的尿路感染不足3%。

（3）直接感染：外伤或尿道周围脏器发生感染时，细菌可直接侵入到泌尿系统，导致尿路感染。

（4）淋巴道感染：下腹部和盆腔器官与肾毛细淋巴管有吻合支相通，细菌可能通过淋巴道浸入肾脏导致尿路感染。

5. 哪些因素易引起尿路感染？

（1）尿路流通不畅。

（2）尿道插管及器械检查。

（3）某些疾病引起的机体抵抗力减弱，如糖尿病、高尿酸血症、高血钙、免疫功能不全、长期使用糖皮质激素等。

（4）尿道内或尿道口周围炎症。

（5）遗传性因素。

（6）女性：女性尿道短，约3—5cm，直而宽，且尿道口大，细菌易上行至膀胱。女性尿道口离阴道，肛门近，较男性易感染。

6. 尿路感染会出现哪些症状？

（1）膀胱炎：也称为下尿路感染。占尿路感染60%，主要表现有尿频、尿急、尿痛、排尿不畅和膀胱区不适等。极少数病人有腰痛或发烧。

（2）急性肾盂肾炎：也称为上尿路感染。表现为寒战、发热、头痛、恶心、呕吐、尿频、尿急、尿痛、腰痛、输尿管点压痛、肾区叩痛。

（3）无症状细菌尿：老人和孕妇常见。病人有真性细菌尿而无任何尿感症状，60 岁以上女性约 10% 有此症状。

（4）慢性肾盂肾炎：50% 以上病人有急性肾盂肾炎病史，其后出现乏力、低热、食欲不振、体重减轻。常有腰部酸痛、间歇性尿频、排尿不适，也可出现夜尿增多、反复发作的血尿。

7. 尿路感染可有哪些并发症？

（1）肾乳头坏死：常发生于严重的肾盂肾炎伴有糖尿病或尿路梗阻，主要表现为高热、剧烈腰痛、肾绞痛、血尿等。

（2）肾周脓肿：病人肾盂肾炎症状加剧，常出现单侧明显腰痛和压痛。

（3）败血症。

（4）肾结石。

（5）尿路梗阻。

8. 针对尿路感染的老年人应如何进行居家护理？

（1）多饮水多排尿：坚持每天多饮水，每 2—3 小时排尿 1 次，以冲洗膀胱和尿道，避免细菌在尿路繁殖，是最有效的预防方法。

（2）清洁会阴部：注意会阴部的清洁，以减少尿道口的细菌群繁殖，特别是女性病人尤应注意。男性如包皮过长，应注意清洁，包茎应尽早矫正。

（3）尽量避免导尿和使用导尿器械：如必须导尿时，应在检查前后48小时服用抗生素预防感染。

（4）膀胱输尿管反流病人要注意养成二次排尿的习惯。

（5）注意避免复发：有些病人症状没了就停药，虽然症状没了，但细菌没有完全杀死，一旦停药会反复发作，症状消失后还要继续服药3天。在停药1周或4周后，需去医院复查尿化验或尿培养，以防转变成慢性，增加治疗的难度。

（6）养成定时排尿的习惯，不刻意憋尿。

（7）性生活注意卫生，性生活后养成马上排尿的习惯。

（8）避免粪便污染。

（9）不宜穿过紧内裤，勤洗澡，勤洗内裤。

（10）发现异常及时就医。因为感染部位发生在敏感部位，女性往往害羞不说，贻误了病情的治疗。患病后不应恐慌，应积极配合治疗。

（二）前列腺增生

1. 前列腺增生是如何定义的？

前列腺增生也称为良性前列腺增生或前列腺肥大，是因前列腺明显增大而影响老年男性健康的常见病。

2. 目前我国男性前列腺增生的发病状况如何？

我国目前前列腺增生的发病率是呈逐年上升的趋势，已经达到 35%，据报道，国外发病率明显高于国内，50—60 岁的男性有 50% 的人患有前列腺增生，80 岁以上的老年男性发病率是80%—90%。

3. 哪些因素易引发前列腺增生？

老龄化睾丸是引起前列腺增生的重要因素。

4. 前列腺增生出现哪些症状？

（1）尿频：是早期症状，先表现为夜尿次数增加，每次尿量不多。下尿路梗阻时，50%—80% 的病人会出现尿急或急迫性尿失禁。如伴有膀胱结石或感染时，尿频会更加明显，有时还会出现尿痛。

（2）排尿困难：表现为排尿开始和结束时迟缓，排尿时间延长，射程不远，尿线细而无力，逐渐出现尿流中断或尿后还有残尿感。

（3）血尿：前列腺黏膜上毛细血管充血及小血管扩张，受到增大腺体的牵拉，出现血尿。

5. 前列腺增生有哪些并发症？

前列腺增生的并发症主要有：

（1）急性尿潴留：当梗阻加重达到一定程度时，导致过多的残余尿，逐渐发生尿潴留出现充溢性尿失禁。

（2）尿失禁。

（3）膀胱结石。

（4）尿路感染。

（5）逆行性肾积水。

（6）肾功能不全：梗阻引起严重肾积水，肾功能损害时，可出现慢性肾功能不全。

（7）腹股沟疝：长期排尿困难引起腹压增高，导致腹股沟疝。

6. 如何判定前列腺增生病情轻重？

前列腺增生主要依据病史、症状、尿流等来判定。依据以下评分标准判定病情轻重，国际前列腺增生症状评分见表3-7。

表3-7   国际前列腺增生症状评分表

在过去一个月，您是否有以下症状：	没有	五次中少于一次	少于半数	约半数	多于半数	几乎每次	症状评分
1. 经常有尿不尽感	0	1	2	3	4	5	
2. 两次排尿时间经常小于2小时	0	1	2	3	4	5	
3. 排尿过程中有中断后又开始的现象	0	1	2	3	4	5	
4. 排尿不能等待	0	1	2	3	4	5	
5. 经常有尿线变细现象	0	1	2	3	4	5	
6. 常需要用力及使劲才能开始排尿	0	1	2	3	4	5	
7. 从入睡到早起需要起床排尿数	0	1	2	3	4	5	

注：轻度：0—7分；中度：8—19分；重度：20—35分。

7. 针对前列腺增生的老年人应如何进行居家护理?

前列腺增生是老年男性的常见病,只要及早正确地诊治,一般预后良好。但是由于前列腺增生病人是老年人,多数体质较差,合并各种慢性疾病,给治疗带来一定的困难。

(1)注意饮食结构,防止高胆固醇类食物的摄入。建议少吃猪、牛肉,适量吃鸡、鱼肉,对预防前列腺增生有一定作用。

(2)避免食用辛辣刺激食物,不要过度饮酒。

(3)不要经常憋尿,刺激交感神经兴奋而引起排尿困难。

(4)生活要规律,保证大便通畅。

(5)不要过度进行房事,要合理安排性生活。

(6)不宜久坐,人正常端坐时,重心自然落于前列腺的位置,久坐后增生的前列腺要承受体重的压力,因而造成前列腺挤压尿道管压迫尿道,导致排尿困难,严重者甚至闭尿。正确的坐姿是坐位时有意识把身体的重心放在左臀部或右臀部,或者左右臀部适当交换。坐40—50分钟左右就要起来活动身体。

(7)男性骑车,自行车车座过高、过硬,都会对前列腺造成局部压迫,一定要注意车座的舒适。

(三)老年性阴道炎

1. 老年性阴道炎是如何定义的?

老年性阴道炎又叫萎缩性阴道炎,是一种非特异性疾病。病人多为绝经后的老年女性。

2. 目前我国女性老年性阴道炎的发病状况如何?

约有 30% 的老年女性会患有老年性阴道炎。

3. 哪些因素易导致老年性阴道炎?

（1）年龄：随着年龄的增长，老年女性的阴道黏膜会发生萎缩，会使阴道附近的皮肤组织出现供血不足。

（2）卵巢功能衰退：雌激素水平下降，造成阴道内的酸度降低。而阴道内的酸度降低很大程度削弱了阴道黏膜杀灭病菌的能力，从而引起老年性阴道炎。

（3）曾经有过阴道创伤、子宫内膜炎、盆腔炎等疾病。

（4）不良的生活习惯。

（5）营养缺乏：如缺乏维生素 B 等。

4. 老年性阴道炎会出现哪些症状?

（1）白带增多，呈黄水样改变。感染较严重的病人白带可呈脓性改变，并带有臭味。阴道黏膜有溃疡的病人白带中可带有血性分泌物。

（2）外阴瘙痒，灼热感。

（3）阴道干涩，疼痛。

（4）阴部坠胀不适。

（5）尿频、尿急、尿痛、尿失禁。

5. 老年性阴道炎如何进行居家护理?

改善病人阴道的环境、提高阴道的酸度、增强阴道黏膜的抵抗力、抑制细菌在阴道内生长为主要护理目标。

（1）可用1%的乳酸溶液或0.5%的醋酸溶液冲洗阴道，每日一次，可提高阴道的酸度。在冲洗后可将甲硝唑片200mg或氟哌酸片200mg放入阴道内，每天用药一次，最好在晚上睡觉前使用，连续用药7—10天。

（2）多吃富含蛋白质、维生素A、维生素B的食物，增加阴道的抵抗力。

（3）穿棉质舒适的内裤，经常保持清洁干净。

（4）外阴出现不适时，宜使用温清水清洗外阴。不可用热水来清洗，也不可使用肥皂水或药物清洗。热水虽可以暂时缓解外阴的瘙痒，但热水洗后会造成皮肤干燥粗糙，使瘙痒的症状加重。肥皂水或药物会刺激外阴的皮肤，造成外阴部的损伤。

（5）清洗外阴时要有专用的毛巾、盆等物品，不要和别人混用。

（6）老年女性在性生活前，应在阴道口处涂抹适量的润滑油来润滑阴道，以免造成阴道的损伤，预防阴道炎的发生。

七、运动系统疾病

（一）骨质疏松症

1. 骨质疏松症是如何定义的？

骨质疏松症是以骨量减少，骨组织显微结构退化为特征，骨的脆性增高而骨折危险性增加的一种全身性骨病。

2. 目前骨质疏松症的发病状况如何？

全球 50%—70% 的骨质疏松症发生在亚洲和发展中国家，我国既是发展中国家，又地处亚洲，随着老年人口的增加，骨质疏松症已经成为我国一个严重的公众健康问题。目前我国骨质疏松症病人达 6000 万以上，60 岁以上老年人发病率为 60%，其中 80% 是女性。骨质疏松症引起的骨折发生率为 28%—33%。

3. 骨质疏松症是如何划分的？

（1）原发性骨质疏松：占 90%，又分为停经后骨质疏松症（Ⅰ型）和老年性骨质疏松症（Ⅱ型）。停经后骨质疏松症骨折部位多发生在椎体和桡骨远端，骨丢失速度快。老年性骨质疏松症骨折部位多发生在椎体和髋部，骨丢失速度缓慢。

（2）继发性骨质疏松：占 10%。

（3）特发性骨质疏松症：极少。

4. 哪些危险因素易导致骨质疏松症?

（1）长期低钙饮食，每日少于 600mg。

（2）雌激素降低，使骨吸收增加，肠钙吸收下降。

（3）长期卧床活动量较少，外出日晒少，骨缺乏肌肉活动刺激，成骨活性下降。

（4）缺乏营养，如缺少维生素 D、钾及钙等，同时蛋白质使尿酸增高，尿钙排泄增加，也可导致骨质疏松。

（5）疾病，如糖尿病，易导致尿钙排泄增加。

（6）肾功能不全。

（7）过度饮酒，可使尿钙增加。

（8）吸烟、喝咖啡、浓茶，均可使尿钙增加，骨吸收增加。

（9）长期使用一些药物，如皮质激素、肝素等，影响钙的吸收，促进骨量丢失。

（10）性别：女性高于男性 2—6 倍。

（11）年龄：女性 >50 岁，男性 >60 岁发病率逐年升高。

（12）种族：发病率白人 > 黄种人 > 黑人。

（13）体格形态:身体瘦小的人对骨骼负荷小，成骨活性降低，易患骨质疏松。

5. 老年骨质疏松症病人会出现哪些症状？

（1）疼痛：以腰背痛多见，骨量丢失12%就可出现此症状。

（2）身长缩短：每人有24节椎体，正常人每一节椎体高度2cm左右，老年人骨质疏松时椎体压缩，每椎体缩短约2mm左右，身长平均缩短3—6cm。

（3）驼背：脊椎椎体前部是身体的支柱，尤其是第11、第12胸椎及第3腰椎，负荷量更大，容易压缩变形，使脊椎前倾，形成驼背。

（4）骨折：骨丢失量超过20%时就可导致骨折，骨折可发生于咳嗽、打喷嚏时，弯腰拾东西时，也可发生在回身时。

（5）呼吸系统障碍：胸、腰椎发生骨折后，可使脊椎后弯，胸廓畸形，导致肺活量和最大换气量显著减少。

6. 如何及早发现骨质疏松症？

原发性骨质疏松症30%—50%的病人无明显骨痛、腰背痛等症状，骨密度检测是诊断的重要客观依据。对于骨质疏松症的高危人群，应定期去医院做骨密度检测。

7. 针对患有骨质疏松症的老年人应如何进行居家护理？

目前骨质疏松症人缺乏有效的治疗方法，给家庭和社会带来很大的负担，早期预防变得尤为重要。骨质疏松是进行性、不可逆的病理过程，一旦发生骨质丢失就很难恢复骨的正常结构，预防重于治疗。

（1）停止吸烟饮酒：若每天吸20支烟，25年后骨量就会下降 8%—10%。无论男女，过度饮酒都会导致钙的流失，啤酒致骨质疏松症最明显。

（2）适当运动：运动有助于改善人的精神状态和食欲，增加营养物质的摄入。进行户外活动，特别是日光照射，可使胆固醇转变成维生素 D，同时增加钙的吸收。通过运动可增加骨密度，改善机体的平衡性和协调性，提高神经肌肉的抗创伤能力，保护骨骼，预防骨折。

① 运动类型：美国运动医学会推荐的预防骨质疏松症的运动方案是力量训练、健身跑和行走。每周至少 2 天进行抗阻训练，如登楼梯可预防股骨和髋骨部骨质疏松造成的骨折；体操训练可预防腰椎部的骨折。这些运动是骨质疏松症逐渐康复的重要方法。

② 运动量：运动强度以不引起疼痛和疲劳为基准，在可接受的范围内，运动强度越大，对骨的刺激也越大，也有利于骨密度的维持和提高。运动时间没有统一的标准，强度大，时间就可缩短一些；强度低，时间可延长一些。

运动频率以每周 3—5 次为宜。长期有计划、有规律地进行运动，对延缓骨丢失有重要的作用。

（3）均衡饮食：骨骼需要钙、锰、锌等矿物质和蛋白质、维生素 D、维生素 K、维生素 C 等。均衡的饮食可补充人体所需要的各种营养成分。每日摄入钙不应少于 1000mg，我国由于饮食结构的影响，食物中摄钙量仅能达到人体所需的一半。人体补钙可通过乳类、蔬菜、海带、骨头来摄取，过量进食蛋白质和盐可增加尿钙的排出，多吃蔬菜水果可减少尿钙排出量。

（4）适当补充性激素：雌激素减少可抑制骨细胞的正常活动，促进骨吸收的增加。女性在绝经后可适当使用雌激素来减少骨吸收，预防骨质疏松症的发生。雄激素在维持男性骨稳定中发挥重要作用，雄激素缺乏是导致男性骨质疏松症的重要原因之一。

（二）骨关节病

1. 骨关节病是如何定义的？

骨关节病是一种常见的，缓慢发展的关节疾病，也称为骨性关节病、增生性关节炎、退行性骨关节病。其特征是关节软骨发生原发性或继发性退行病变，并在关节边缘有骨赘形成，出现不同程度的关节僵硬和不稳定，导致功能减退，甚至丧失。

2. 目前我国骨关节病的发病状况如何？

我国骨关节病病人已经超过 1 亿人，患病率呈逐年上升趋势。60 岁以上人群中膝关节骨性关节炎的患病率是 78.5%，65 岁以上人群的患病率达到 80%—90%。

3. 骨关节病主要出现在哪些部位？

骨关节病多发生在膝、髋、腰椎、颈椎等部位，其中膝关节发生率最高。

4. 哪些因素易导致骨关节病？

（1）年龄因素：随着年龄的增长，软骨开始肥大增厚，营养供应不良，关节软骨的弹性下降。

（2）性别因素：女性受更年期激素变化的影响，比男性更容易患骨关节病，发病率是男性的2—3倍。

（3）肥胖因素：由于肥胖增加了骨关节的负重，体重增加与骨关节病发病成正比，肥胖者患骨关节病的比例是正常人的4—7倍。

5. **骨关节病会出现哪些症状？**

（1）关节疼痛：多为钝痛或酸胀痛。

（2）关节僵硬：发病初期，休息后或体位改变时发生。晚期症状加重，僵硬时间延长。

（3）关节肿大：可出现结节，部分膝关节因骨赘形成或关节积液也会造成关节肿大。

（4）功能障碍：关节周围肌肉萎缩，关节畸形造成。

（5）骨摩擦音：由于关节软骨破坏，关节面不平，关节活动时出现骨摩擦音。

6. **针对患有骨关节病的老年人应如何进行居家护理？**

去除病因，减轻或消除疼痛，矫正畸形，改善或恢复关节功能，改善生活质量是骨关节病居家护理的主要目标。

（1）病人教育：让病人了解该病的危害性及早期治疗的重要性，提高病人对危险因素的认识，增强战胜疾病的信心。指导病人进行自我行为疗法，如减少不合理的运动、进行适量的训练、避免不良姿势、改变不良的生活习惯、减少爬楼梯等。骨关节病是生理性退化的表现，在日常生活中注意控制体重，防止肥胖，避免软骨负荷过重；运动要循序渐进，要进行有氧运动，避免因过度而造成关节损伤。

（2）物理治疗：通过热疗、水疗、按摩等促进局部血液循环，减轻炎症反应。如出现疼痛，可在局部敷药起到止痛的作用。

（3）使用器具：采用手杖、拐杖、助行器等减少受累关节负重，利用矫形器具或矫形鞋来平衡各关节面的负荷，以纠正内翻或外翻畸形的发生。

（4）心理因素：骨关节病的轻重与天气变化、情绪波动有关，对病情较轻的病人，向其说明该病是老年人易发生的疾病，并非癌症那样不可治愈，可使病人情绪开朗，缓解症状。同时注意关节的保暖。

（5）功能锻练：避免长时间站立或长距离行走，应鼓励病人循序渐进地进行锻练，逐渐加大动作的幅度，先选择不负重的运动进行，待疼痛消失后再做负重练习。

（6）补钙：应以食补为原则，注意营养平衡。多食用奶制品、豆制品、蔬菜及水果。多外出晒太阳，促进钙的吸收。

八、精神心理疾病

（一）老年抑郁症

1. 老年抑郁症是如何定义的？

老年抑郁症是指以持续的情绪低落为特征的一种情感性的心理障碍，是老年人常见的精神疾患之一。

2. 目前我国老年抑郁症的发病状况如何？

抑郁症是老年人最常见的精神障碍之一，据世界卫生组织统计，抑郁症老人占老年人口 7%—10%，患有躯体疾病的老年人，其发生率可达 50%。抑郁症又是自杀最常见的原因之一，在抑郁第一年实施自杀的人数为 1%，而抑郁反复发作者，其终生的自杀率为 15%。在我国社区老年人口中，抑郁症发生率为 15%；在急诊医疗机构，抑郁症的发生率为 20%—25%；在慢性或长期疗养机构中，30%—40% 病人有抑郁症状。

3. 老年抑郁症会出现哪些症状?

抑郁症大都在 60 岁以后发病,有的人虽然会在青壮年时发病,但进入老年期后常加重或发作次数增多。主要表现为:情绪压抑、沮丧、痛苦、悲观、厌世、自责、食欲下降、失眠、自杀倾向等。特殊症状包括:

(1)对任何事情无兴趣,无愉快感。

(2)精神萎靡不振,身体疲乏无力。

(3)不愿与人交谈,喜欢独处,话语明显减少。

(4)做任何事情没有自信,经常有内疚感。

(5)反复出现自杀的念头。

(6)对前途悲观失望,常产生厌世情绪。

(7)总感觉自己病情加重。

(8)睡眠质量不好,失眠早起。

(9)食欲不振,体重明显减轻。

(10)记忆力下降,反应迟钝。

4. 哪些因素易导致老年抑郁症?

75% 的老年抑郁症病人是由生理、心理、社会因素所造成的。

(1)生理因素。

① 慢性疾病,如冠心病、糖尿病、高血压病、癌症等有可能继发抑郁症。

② 长期服用药物,也容易引起抑郁症。

③ 遗传,抑郁症病人的家属的患病率远远高于一般人群。

（2）社会与心理因素。

抑郁症的发生与老年人进入老年期后角色的转变有很大的关系，如退休、收入的减少、亲朋好友的去世、人际交往的减少等。

① 老年人退休后在心理上还没有适应角色的转变，如退休后生活节奏变得缓慢，经济收入减少等，巨大的落差会产生失落感，导致情绪低落。

② 不愿意外出，人际互动减少，缺乏情感支持，也是导致抑郁症的因素。

③ 亲朋好友的去世，特别是配偶、子女去世对老年人造成很大的精神创伤，并对死亡产生恐惧感，容易诱发抑郁症。

④ 与人的性格有关联。性格开朗、直爽、热情的人患病率较低；性格过于内向或过于好强的人易患抑郁症。这些老年一旦身体出现不适，或慢性病久治不愈就会变得心情不好，有的害怕得绝症、有的恐惧死亡，有的担心给家人增加负担，从而造成很大的压力，易患抑郁症。

5. 如何区分老年抑郁症和老年痴呆症？

老年人突然遭遇重大的精神刺激，在一段时间内出现情绪抑郁是正常现象。只有出现持久的抑郁症状，并逐渐加重才考虑是否得了抑郁症。老年人随着年龄的增长，有些老人会患有老年痴呆症，但有些老年抑郁症病人随着病情的进展，病人的思维会受到抑制，出现类似老年痴呆症的表现，所以要鉴别痴呆和抑郁，以防贻误疾病的诊断和治疗。以下几点可供鉴别：

（1）老年抑郁症起病较快，发展迅速；老年痴呆症起病缓慢，发展也缓慢。

（2）老年抑郁症的抑郁症状持久；老年痴呆症病人的情绪变化多样，不稳定。

（3）老年抑郁症的智力障碍是暂时性的；老年痴呆症病人的智力障碍呈进行性恶化。

（4）老年抑郁症病人服用抗抑郁药物后会恢复正常神态；老年痴呆症病人服用抗抑郁药物后无任何变化。

6. 如何对老年抑郁症者进行居家护理？

（1）减少危险因素：老年抑郁症自杀危险性极高，应掌握病人情绪变化的规律，采取严格的防范措施，保障病人的安全。对危险物品，如刀、剪等不要放在病人身边，不要让病人单独使用。同时严格管理病人所服用的药物，不要让其过多服用。

（2）减轻心理负担：让病人正确认识抑郁症这种疾病是可以治愈的，受到精神刺激而致的抑郁症，应注意心理护理，尽量找出致病因素，针对这些因素对病人进行心理康复。

（3）积极配合治疗所患疾病，对慢性疾病要了解日常生活中需要注意的问题，以便更好地应对。

（4）调整好离退休后的心理状态，尽快适应新的角色转变，尽量克服自身的性格缺陷，以一种积极向上的精神状态来生活。

（5）多参加社会活动和一些集体性活动，培养广泛的兴趣爱好，增加与人沟通交流的机会。

（6）丧偶的老年人可以考虑再婚，再婚对缓解老年抑郁症有很大的帮助。子女应给予理解和支持。

（7）对于抑郁症的病人，家人平时要耐心倾听其陈述、疏导郁闷的心情、鼓励建立信心，使病人产生安全感和信赖感，帮助其提高适应社会环境的能力，真正的能回归社会。

（8）病人情绪不佳时通常是在早上，应避免在这一时段外出活动。家人可在其他时段轮流陪病人外出走走，逛街，或参加一些休闲活动。

（9）老年人病后身体状况会不如从前，家人应鼓励和督促其进行适量的运动，家人的监督起着十分重要的作用。

（二）老年焦虑症

1. 老年焦虑症是如何定义的？

老年焦虑症是个体由于达不到目标或不能克服障碍，致使自尊心或自信心受挫，或失败感、内疚感增加，所形成的一种紧张不安带来恐惧性的情绪状态。

2. 目前我国老年焦虑症的发病状况如何？

全球患焦虑症人数达 4 亿，老年人如果有躯体慢性疾病如脑动脉硬化、高血压、糖尿病、冠心病等，30%左右可能合并焦虑。我国焦虑症的发病率约 10%，60 岁以上老年人的发病率比年轻人更高。

3. 哪些因素易导致老年焦虑症的发生?

易引发老年焦虑症的因素包括:

(1)老年人心理承受能力较差,工作生活各方面都不如从前。

(2)与退休前的意气风发相比,退休后常产生心理落差。

(3)家庭纠纷、子女下岗、经济状况下降、儿孙不孝等因素也使老人心理压力增大。

4. 老年焦虑症是如何划分的?

(1)现实性或客观性焦虑:老年人对现实出现的客观问题产生的焦虑反应。如对现存医疗保险问题,由于制度和体制还未十分完善,有些实际问题不能及时解决,而产生焦急、烦躁情绪。

(2)神经过敏性焦虑:对任何事物或情境都发生焦虑反应。如有些老年人对日常生活中出现的一些小事情马上表现出激动、紧张、烦躁的情绪。

(3)道德性焦虑:由于违背道德标准,在社会要求和自我体现发生冲突时,引起的情绪变化。如有些老年人在平时口碑很好,但遇到某次邻里纠纷时没有出面劝阻,回家后感觉自己做得不对,深感内疚,坐立不安,担心自己的行为不符合道德的标准而受到良心的谴责。

5. 老年焦虑症会出现哪些症状?

(1)急性焦虑:表现为惊恐、内心焦灼、紧张、激动、妄想、幻觉、可轻度意识迷茫。发作可持续几分钟或几小时,病程一般不长，经过一段时间后会逐渐缓解。

（2）慢性焦虑：表现为比较敏感、易激怒、心烦意乱、注意力不集中、生闷气、发脾气等。发作可持续很长时间，其焦虑程度也时有波动。

6. 如何判定老年焦虑症？

（1）整日提心吊胆和紧张不安。

（2）对某些问题过分担心或烦恼。

（3）常处于心烦意乱，怕有祸事降临的恐慌预感之中。

（4）经常出现惊慌、胸闷、气急、头晕、多汗、面部潮红、口干、吞咽梗阻感、胃部不适、恶心、腹痛、腹泻、尿频等症状。

（5）易受惊吓。

（6）注意力难以集中。

（7）难以入睡，易惊醒。

（8）情绪不稳定，易激怒。

（9）可出现性功能障碍。

（10）常搓手顿足、来回走动、不能静坐。

如出现上述中四项可判定为老年焦虑症。

7. 老年焦虑症会导致哪些后果？

（1）焦虑的老年人可加快衰老的过程。

（2）可促进高血压、冠心病的发生和发展。

（3）急性焦虑突然发作时，可引起脑卒中、心肌梗死或跌倒等意外情况的发生。

8. 如何对老年焦虑症患者进行居家护理？

（1）给病人提供整洁舒适、空气流通、温湿度适宜的环境，激发病人对生活的热爱。

（2）让病人多参加一些娱乐活动，并描述活动后的感受。

（3）家属增加心理护理，对病人要有耐心，允许其有哭泣、纠缠等发泄行为。

（4）指导老年人遇事要有良好心态，不要轻易发脾气。

（5）要学会自我放松，经常使情绪处于平稳状态。

（6）出现轻微的焦虑时要正视其症状，不要刻意地掩饰，树立信心，通过转移注意力来消除焦虑。

（7）严重时不要低估病情，要及时去医院就医，根据医嘱适当用药物治疗。

（8）安全护理。老年焦虑症病人常会情绪极度偏激出现自杀，要密切观察病人的情绪变化和异常行为，加强危险物品和药品的管理。

（三）离退休综合征

1. 离退休综合征是如何定义的？

离退休综合征指老年人在离休、退休后对环境适应不良而引起的多种心理障碍和身心功能失调的综合征候。

2. 目前我国离退休综合征的发病现状如何？

我国的离、退休老年人中有 60% 以上的老人患有不同程度的离、退休综合征。

3. 离退休综合征主要会出现哪些症状?

（1）孤独、空虚、忧郁、自卑、严重的失落感。

（2）焦虑紧张、心神不定、性情变化明显、急躁、发脾气、猜疑、易产生偏见。

（3）对事情缺乏兴趣、懒散、无力、不愿意活动、反应迟钝、严重时麻木迟钝。

（4）坐卧不安、动作反复、犹豫不决，甚至出现强迫性定向行为、对任何事情都不满意、失眠、全身燥热等。

（5）自感脑力和体力不支、注意力不集中、悲观失望。

（6）经常怀念过去的事情和朋友。

4. 老年离退休综合征者会发生哪些心理变化?

心理变化主要经过期待期、退休期、适应期和稳定期4个时期:

（1）期待期：做好退休准备的老年人，常会以良好心态迎接退休。而被迫退休者，会产生复杂的矛盾心理。

（2）退休期：当正式办理离、退休手续时，突然离开工作岗位，心理变化波动会很大。

（3）适应期：克服退休后生活、环境、社会各方面变化多带来的不适应，逐渐习惯现在的新生活，安排好退休生活，给每日生活赋予新的内容，适应目前的角色转变。

（4）稳定期：巩固新建立起来的生活秩序，处于稳定状态。

5. 哪些因素易导致老年人发生离退休综合征?

引发离退休综合征的因素主要包括:

（1）精神因素:老年人受到外来的刺激,如丧偶、子女死亡等,精神会遭遇很大的刺激。

（2）社会生活环境:离、退休后生活模式改变,以及社会的价值感消失,都会造成心理的不适应。

（3）心理因素:还没有做好准备接受离、退休现状。

（4）生理因素:随着年龄的增长,身体各器官功能的减弱,适应能力降低。

6. 如何对离退休综合征者进行居家护理?

（1）让离、退休老年人正确认识退休这件事情,每一个人工作到一定年龄都要面临着退休,是自然规律,应以积极的心情态度在退休前做好充分的准备工作。

（2）在即将离、退休前,提前做好角色转变,如原来是工作岗位的领导或单位的中坚力量,使自己逐渐变为辅助角色,最后变为退休人员。

（3）离、退休后注意培养广泛的兴趣爱好,同时可以把以前工作时没有时间进行的爱好重新做起来,让晚年生活过得丰富多彩。

（4）离、退休后不是真正的休息,发挥原有的特长,根据实际需要,为社会做一些事情,尽一分余热。

（5）参加一些老年大学或社区活动中心不断学习新的知识,

来适应社会的发展需要，跟上社会发展的节奏。

（6）参加集体活动，增加外出的机会，多和其他的老年人交流沟通，防止自闭抑郁症的发生。

（四）空巢综合征

1. 空巢综合征是如何定义的？

空巢综合征指当子女由于工作、学习、结婚等原因离开家后，独守的老年夫妇（被称为"空巢老人"），由于社会活动减少、生活空闲、孤寂，因此而产生的心理失调症状，被称为"空巢综合征"。

2. 目前我国空巢综合征的发生状况如何？

目前我国的老年人中，"空巢"率已经达到 26.4%，意味着 1/4 的老人身边无子女照料，一旦这些老人丧失自理能力，生活会变得很困难。而且随着经济社会的快速发展，医疗卫生条件的改善，人均寿命延长，"空巢老人"有向高龄化发展的趋势。第一代独生子女已经成家立业，他们的父母基本上都在 55 岁左右，出现"低龄空巢"现象，尤其在农村或经济欠发达地区，"低龄空巢"会越来越多，这一独特的社会现象不容忽视。

3. 空巢综合征会出现哪些症状？

空巢综合征主要表现为心情郁闷、沮丧、孤寂、食欲减退、失眠、愁眉苦脸、流泪哭泣，还有会自责或责备子女的倾向。

4. 应如何对空巢综合征老人进行居家护理？

（1）从主观意识上改变传统的观念，建立新型的家庭关系，减轻对子女的心理依恋。

（2）尽早将家庭的重心关系从父母与子女的关系转变为夫妻关系，减少对子女的束缚。老人的老伴要尽量关心体贴对方。

（3）当子女即将到了"离巢"的年龄时，要提前做好心理准备。

（4）子女离开后及时填充新的生活内容，培养新的生活乐趣，转移自己的视角。参加社区活动，发挥余热。

（5）处理好和子女的关系，即使子女离开后也会经常和父母保持联系和往来，以避免出现空巢综合征。

（6）给老年人配备联系电话，安装警铃之类的求救设置，子女应给予老人更多的关心，真正解决老人的实际问题。

（7）如有可能，子女应帮助解决丧偶老人晚年找个老伴，互相照应。

（8）健全社会救助体制，空巢老人可以去社区将相关的资料做登记，社区会定期上门帮助老人。

（9）如老人有突发事情时，也可以求助老人原来的单位救助老人，解决老人的后顾之忧。

（10）空巢老人应有安全自我保护意识，遇到意外伤害时，如跌倒、火灾等意外事件，甚至有些老人猝死在家里几天都没有人发现，老人应掌握简单的应急方法，遇到紧急情况时不要慌张，联系亲人或拨打急救电话。

（11）必要时接受心理医生的治疗和指导。

九、肿　瘤

1. 肿瘤是如何定义的？

肿瘤是人体器官组织的细胞在内外有害因素的长期作用下，产生的一种细胞形态功能改变。

2. 目前我国老年肿瘤的发病现状如何？

随着社会老龄化的发展，老年肿瘤的发病率明显上升，恶性肿瘤的死亡率在老年人死因排序中已上升为第一位，严重威胁着老年人的生命安全。世界卫生组织报道，世界癌症新发病例每年达1200万，因癌症死亡的人数每年为750万。预计到2020年新发病例将达到1500万。我国每年新发病例为200万，因癌症死亡的人数为140万，我国居民平均每死亡5个人中就有1人死于癌症。癌症已经成为我国城市的第一大死因，农村的第二大死因，是严重危害人群的常见病、多发病。女性50岁以后，男性60岁以后癌症患病率明显增高，占癌症总数的60%。

3. 如何按照老年肿瘤的发病状况进行排序？

（1）老年男性肿瘤。

第一位：肺癌

第二位：肝癌

第三位：胃癌

第四位：肠癌

第五位：食管癌

（2）老年女性肿瘤。

第一位：肺癌

第二位：乳腺癌

第三位：肠癌

第四位：胃癌

第五位：肝癌

4. 肿瘤是如何分类的？

根据肿瘤自身生长方式和危害程度分为良性肿瘤和恶性肿瘤。

5. 哪些因素易导致老年人发生肿瘤？

衰老、机体免疫功能减退、内分泌失调、病毒感染、心理障碍、环境污染、不良生活习惯、体细胞突变。

6. 老年肿瘤病人会出现哪些症状？

老年人合并有多种慢性疾病，这些慢性疾病常常掩盖癌症的症状，使临床症状变得复杂而且不典型，影响其早期发现，容易漏诊误诊。各种脏器功能随着年龄的增长也在逐渐衰退，一旦得病，会增加治疗的难度。

7. 老年肿瘤病人有哪些特点？

（1）合并慢性疾病多：同时伴有多种疾病，如慢性支气管炎、冠心病、高血压、糖尿病、高血脂等。

（2）反应迟钝：随着年龄的增长，各种脏器器官退行性病变，没有及时发现新症状而耽误病情，到了晚期有并发症才去就诊。

（3）营养不良：随着消化功能减退，进食量减少，机体消耗增加，出现营养不良，消瘦贫血，低蛋白血症。

（4）心理障碍：由于长期疾病导致焦虑、忧郁，有时产生自杀的念头，严重时加速死亡的进程。

（5）癌症晚期病人多：因症状不典型，往往到了晚期才发现。

（6）癌症发展较缓慢，多种癌症并存，如肺癌合并胃癌、肾癌合并肠癌等。

（7）治疗效果差，毒性反应大。

（8）多死于并发症：感染性疾病增多，肿瘤多死于并发症和合并症。

8. 如何对老年肿瘤病人进行居家护理？

（1）向老年人宣传普及肿瘤的知识，让其学会简单的自查常识。

（2）警惕患肿瘤的信号。如甲状腺、乳腺、颈部、皮肤等处出现孤立的肿块或硬结；黑痣颜色突然加深、出血或溃烂；不明原因持续的声音嘶哑，刺激性咳嗽，痰中带血；吞咽困难，上腹部饱胀感；体重明显下降；便血或血尿等症状出现时，要提高警惕，及早就医。

（3）老年人如出现以下几种异常感觉与症状，应及时到医院检查：

① 进食时胸骨后闷胀，吞咽不利，应警惕食道癌。

② 进食后胃不舒服、发胀、食欲减退、黑便，要警惕胃癌。

③ 大便习惯改变，变细，变黑，或大便带黏液和血，应警惕结肠癌或直肠癌。

④ 乳房发现硬块，边缘不齐，与皮肤粘连不活动，或乳头流血水、黄色水样液，应警惕乳腺癌。

⑤ 妇女绝经后阴道突然出血，应警惕子宫颈癌。

⑥ 鼻塞、鼻涕中带少量血，同时出现耳鸣，应警惕鼻咽癌。

⑦ 口腔黏膜出现白斑或慢性溃疡经久不愈，应警惕癌变。

⑧ 尿频，特别是夜尿次数增多，尿流变细，排尿困难，应警惕前列腺癌。

⑨ 无痛性肉眼血尿，应警惕膀胱癌或肾癌。

⑩ 久治不愈的咳嗽，痰中带血或胸痛，特别是吸烟者，应警惕肺癌。

⑪ 不明原因的黄疸，应警惕肝胆道癌或胰头癌。

⑫ 不明原因的体重减轻也应警惕癌症。

（4）定期参加每年的健康体检，肿瘤越早期发现，早期诊断和早期治疗，效果越好。而健康体检对提高老年早期恶性肿瘤的检出率非常有意义，是早期发现肿瘤的最重要途径。

（5）养成良好的饮食习惯，对于减少肿瘤的发生，保障人群的健康是十分重要的。改变不良的饮食习惯，进食过快，喜欢热、烫饮食，长期大量饮用高浓度酒容易发生食管癌。

（6）食用黄曲霉菌素污染的花生、玉米、大米等食物易引起肝癌的发生；食用腌制食物可以造成亚硝胺的生成，亚硝胺也是一种很强的致癌物质，易导致胃癌的发生。

（7）饮食的烹调方法不当也能导致癌症的发生。腌、熏、炸、烤制的动物性食物均易造成癌症的发生。

（8）均衡饮食。近年来发现萝卜、豆芽菜、南瓜、莴苣和豌豆中有一种酶，能分解或阻止致癌物质的产生。白萝卜和胡萝卜等蔬菜中含有木质素也有抗癌作用。少食用高脂肪食物，多吃富含纤维的食品，能预防大肠癌的发生。胡萝卜中富含维生素 A，吸烟的人多吃胡萝卜能减少肺癌的发生率。

第四章 老年急症的识别与应对

老年急症指老年人突然发生的疾病和意外损伤，也包括高血压、冠心病、脑动脉硬化症等各系统的慢性病的骤然加剧。老年急症有许多特点，如临床症状表现多且复杂，有时由于老年人自我感觉比较迟钝，而且脏器功能减弱，对外界环境的适应力变差，这些特点也增加了老年急症发病和治疗的复杂性。所以老年急症的早期识别和早期治疗非常重要。

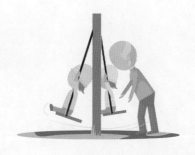

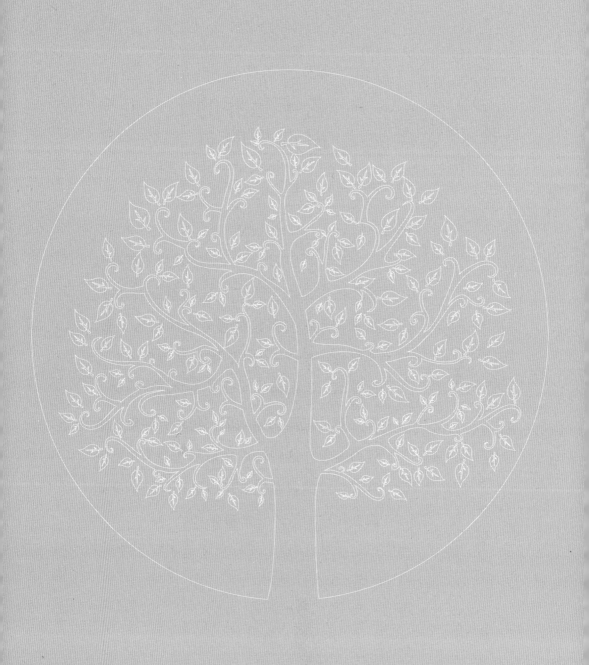

一、老年急症的识别

引发老年急症的常见症状包括：呼吸困难、胸痛、心悸、腹痛、高热、意识突然丧失、外伤出血等。早期识别这些症状将有助于及时获得有效的救治。老年慢性疾病急性发作时的症状较易识别，但非慢性疾病发作时的症状却不易识别，尤其是既往身体健康的老年病人一旦发生急症更应该注意鉴别，以便能及时就医，以免贻误抢救时机。

（一）引发老年人呼吸困难的主要原因有哪些？

引发老年人呼吸困难的原因主要有：呼吸道异物梗阻、呼吸道严重感染、哮喘、呼吸衰竭、心功能不全、气胸、胸部外伤等。

（二）如何根据老年人呼吸困难的严重程度采取有效的救治？

老年人在家中一旦发生呼吸困难，作为家庭成员或与之密切接触者应首先判断呼吸困难的严重程度，如口唇与皮肤有明显紫绀，鼻扇煽动，病人烦躁明显，伴有心动过速，这属于严重呼吸困难，应立即去医院救治。对有明确原因引发的呼吸道梗阻，如痰液堵塞、呛咳或呼吸道异物阻塞等应立即拨打急救电话，并采取有效的家庭救治措施（详见第六章）。对于呼吸困难不十分严重者，应帮助安排舒适体位，保持安静状态，尽可能缓解呼吸困难症状；对于哮喘引发的呼吸困难应立即使用家中备用的平喘药物，必要时去医院寻求医疗救治。

（三）引发老年人胸痛的主要原因有哪些？

引发老年人急性胸痛最常见的原因主要有：心绞痛、心肌梗死、胸部外伤、冠状动脉痉挛、主动脉夹层、心包压塞、急性肺栓塞及气胸等。

（四）怎样根据老年人胸痛的严重程度进行居家应对？

老年胸痛的严重程度与病因直接相关。对于非胸部外伤引发的胸痛，如冠心病心绞痛或急性心肌梗死的老年人，如果胸痛持续时间不长，疼痛可以忍受，可静卧休息，口服硝酸甘油等扩冠药物，如胸痛持续时间长而不能缓解或胸痛较前加剧，口服硝酸甘油等扩冠药不能缓解疼痛时应考虑可能发生心肌梗死，需立即去医院救治。对于胸痛的评估还应注意疼痛起病的诱因、疼痛的性质及伴发症状。对于外伤引发的胸痛应进一步观察有无伴有呼吸困难，如有严重呼吸困难需立即去医院诊治。

（五）哪些病因可引起老年人出现心悸症状？

一般引发老年人出现心悸症状的原因主要有急性冠状动脉缺血、心律失常、心动过速、心动过缓、血压过低等。

（六）哪些原因可引起老年人发生急性腹痛？

引起老年人发生急性腹痛的原因主要有：

1. 腹腔脏器病变：可见于腹腔炎症、肠阻塞或扭转、消化道穿孔、脏器破裂出血等。

2. 腹腔外脏器或全身性疾病：见于急性心肌梗死、心包炎、腹型紫癜、带状疱疹、腹型癫痫、胃肠功能紊乱等。

（七）引起老年人发热的原因有哪些？

引起老年人发热的原因主要是感染。老年人对疾病的抵抗能力下降，易因风寒感冒引发呼吸系统感染，出现发热；也可因其他局部感染扩散发展为全身感染而出现发热症状，多见于结核、泌尿系统感染、皮肤感染等的全身性反应。

（八）引起老年人突发意识障碍的原因有哪些？

引起老年人突发意识障碍的原因有：

1. 心搏骤停：当心搏突然停止时，最明显的症状是突然意识丧失，继而跌倒在地，对外界刺激无反应。

2. 脑卒中：脑卒中引发大脑皮层功能障碍时可出现意识障碍，对于出血性脑卒中，由于出血灶急性压迫而导致急性意识障碍，而缺血性脑卒中主要是脑组织缺血缺氧，导致局部脑组织变性、坏死，意识障碍主要见于昏迷、意识模糊等。

3. 血压过低：由于血压过低可使脑供血减少，出现晕厥等一过性意识丧失症状。

4. 低血糖：低血糖反应时可使病人出现低血糖性晕厥。尤其常见于患有糖尿病的老年人使用降糖药不当时出现的不良反应。

（九）老年人吐血常见于哪些情况？

吐血可分为咯血、呕血。咯血多见于肺部或支气管出血，咳嗽后吐出鲜红色血，常见的原因有支气管炎、肺炎、支气管肺癌、支气管扩张、肺结核等。呕血一般是由于上消化道出血引起，随呕吐物一起呕出紫红或咖啡色血液。引起上消化道出血的常见病有食道肿瘤、食道静脉曲张破裂、胃或十二指肠溃疡、急性糜烂性胃炎等。

（十）对外伤出血的老年人应如何进行评估？

对于外伤出血的老年人评估伤情时应注意鉴别破裂血管的种类：

1.动脉破裂出血：血液常随动脉搏动呈喷射状流出，出血量大，颜色鲜红，不能自行止血。

2.静脉破裂出血：出血量较大，血液颜色暗红，不易自行止血。

3.毛细血管破裂出血：出血量相对小，颜色淡红色，常可通过按压或冷疗等方法自行止血。

（十一）怎样判断居家老年人发生心跳呼吸停止？

老年人发生心跳呼吸停止时常表现为：

1.意识不清：既往意识清醒的老年人突然意识不清，跌倒。

2.呼吸停止：正常呼吸时胸廓随呼吸运动有明显的起伏，而当呼吸停止时则看不到胸廓的起伏，用棉丝放在老人的鼻孔处也看不到棉丝被呼吸气流吹动，即可判断老人呼吸停止。

3.心跳停止：老人的面色苍白或兼有青紫，呼吸断续并很快停止，将手指放于老人的颈动脉处不能触及颈动脉搏动。

4.其他：心跳呼吸停止时间较长时，皮肤的温度会下降，弹性减弱，肢体会逐渐变僵硬，甚至可出现尸斑。

二、老年急症的应对原则

（一）老年人突发呼吸困难时应该如何处理？

呼吸困难是呼吸功能不全的重要症状，一般较好观察，若老人主诉有呼吸困难费力，或家人发现老人呼吸频率、深度和节律的改变时应及时就医。引起呼吸困难分为心源性和肺源性两种类型，心源性呼吸困难常由冠心病、高血压性心脏病、心力衰竭等原因引起；气管异物、哮喘、慢性支气管炎、炎症、结核等可引起肺源性的呼吸困难。另外还有很多原因可引起呼吸困难如贫血、酮症酸中毒等等。

1. 心源性呼吸困难常在体力活动时发生或加重，可伴有心慌、下肢浮肿等表现，应注意休息，避免活动。

2. 炎症、异物等原因引起吸气困难及肺气肿、支气管哮喘常引起呼气困难，应注意保持呼吸道通畅，及时清理口、鼻腔中的分泌物。

3. 肺气肿、哮喘和急性肺水肿病人，病人应取半坐位，休息，有条件者给予氧气吸入。

4. 呼吸困难严重时应及时去医院就诊。

（二）老年人突发胸痛时该怎么处理？

胸痛是老年人就诊的常见原因，多以心血管疾患为主，也可由气管、支气管的炎症及胸膜炎、气胸、肋间神经炎、带状疱疹等引起。由于导致老年人突发胸痛的原因很多，其中心源性胸痛占大多数，对病人的威胁最大，因此老年人发生胸痛时应引起充分重视，采取适当的应急措施，并立即去医院诊治。

1. 保持安静，避免活动。

2. 根据不同疾病，采取相应措施：

（1）心绞痛：胸闷、胸痛怀疑心绞痛发作时，停止活动，安抚激动情绪，可舌下含服硝酸甘油，及早就诊。

（2）急性心肌梗死及主动脉夹层动脉瘤：胸痛剧烈，舌下含服硝酸甘油无效，马上停止活动，协助病人平卧，安抚情绪，尽快拨打120寻求救治。

（3）自发性气胸：突发的尖锐的胸膜样疼痛，伴明显呼吸困难，取舒适体位，停止活动，少讲话，剧烈咳嗽者可服用止咳药，并尽早去医院检查。

（4）胸膜炎或胸壁疾病引起的胸痛，可以用较宽的腹带在疼痛处固定胸壁，减轻呼吸时胸壁的扩张度。

（三）老年人急性腹痛时该如何应对？

老年人对疼痛的感觉反应迟钝，一般腹痛常因能忍受而经常被忽视，导致就诊较晚延误病情，给病人造成不可挽回的重大伤害。常见的引起老人急性腹痛疾病有急性阑尾炎、胃肠梗阻、胆道系统感染、胆石症、急性胰腺炎等，可根据腹痛部位、性质及病史，对病情作出大致的判断。

1. 采取舒适体位可使腹痛缓解，也可双手适当压迫腹部以减轻腹痛。

2. 不要随意服用止痛片，可分散注意力止痛。

3. 持续性广泛性剧烈腹痛怀疑有急性弥漫性腹膜炎或腹痛剧烈且伴有呕吐、休克时应速送医院治疗。

4. 腹痛伴有呕吐、腹胀时，暂勿进水、进食，及早就诊。

（四）老年人突然发热时应怎么处理？

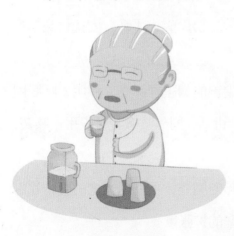

发热多是某种疾病的症状，因此降温不是从病因入手治疗疾病，暂时退烧不等于治愈了疾病，若有频繁高热情况应到医院查明发热的病因。

1. 发热时应卧床休息，

减轻体力消耗和心脏负担。

2. 发热多汗时，要多喝水，尤其是患有糖尿病的老人更应该注意补充水分。饮食应以易消化的食物为佳。

3. 感到寒冷时，要盖以毛毯、棉被等取暖，也可喝些温热水。

4. 大量出汗时，要以干毛巾擦拭身体，并更换衣物，保持衣物清洁干燥。

（五）老年人突发意识不清时该怎样处理？

意识不清包括一过性意识丧失及持续的意识丧失两种状况。一般一过性的意识丧失常由体位突然改变、血压突然升高、一过性脑缺血发作、低血压、低血糖、颈椎病、心律失常、心肌梗死等原因引起的晕厥所致。而持续性的意识丧失常由脑血管意外、糖尿病、心脏骤停等原因引起。突发意识不清的老人，应先识别其发生的原因、程度。

1. 如果是由于体位突然改变、一过性脑缺血发作、低血压、低血糖、颈椎病等原因引起的晕厥，家人不要惊慌，可协助老人平躺，以保证有足够的脑血流量，解开衣领和腰带，保持老人周围空气流通，适当饮用糖水后，老人渐渐会恢复知觉。

2. 脑源性的晕厥要注意识别，并尽快送医院急救。脑出血多有情绪激动、大量饮酒、过度劳累等诱发因素，好发于白天，少数人有头晕、头痛等先兆，病人会突然晕倒，出现口眼歪斜、言语不清、偏瘫、小便失禁、喷射状呕吐等表现，并迅速进入昏迷状态。脑栓塞病人常有头痛、头晕、肢体麻木或不同程度的瘫痪。一般多发生在睡眠或安静状态下。发生这样的情形时，应使病人绝对卧床，脑出血病人头部稍垫高，脑栓塞病人应立即使病人平卧、头稍后仰，以保证脑血回流灌注。立即解开衣领口，头部偏向一侧，及时清理口腔及鼻腔内的分泌物及呕吐物，保持呼吸道通畅，防止窒息。

3. 心源性的晕厥应注意监测血压，使老人安静平躺，并迅速送往医院。

4. 无论什么原因引起的老人意识不清都应及时送医院进一步诊治。

（六）老年人发生吐血时该如何应对？

老年人吐血时急救原则主要是止血，使呼吸道保持通畅，同时及时寻求救治。

1. 老人及家人要保持镇静、沉着，将吐出的血清理干净，解除老人的紧张不安。

2. 出血后让病人静卧休息，减少一切不必要的活动，头转向一侧，以免血液呛入气管，随时清理口腔及鼻腔内血液或其他分泌物，保持呼吸道通畅。

3. 告诉病人有血涌出时要全部吐出来，不要因怕出血强忍不吐，以免将血液吸入气管造成窒息。

4. 吐血后，协助病人用温水或冷水漱口去掉口中腥味，以减轻其心理负担，并将吐出物带到医院帮助诊断。

5.吐血量较多应及时送医院抢救。

6.饮食：饮食以流质食物为主，出血量较多时，绝对禁食。

（七）老年人居家突发外伤骨折时该如何应对？

老年人由于腿脚不灵便、骨质疏松，很容易发生骨折，及时进行合理有效的急救是十分重要的，如处理不当会加重损伤，增加病人的痛苦。

1.保持沉着、冷静，安抚老人的同时尽快送附近医院救治。

2.注意着地部位，注意其神志是否清楚、是否有呕吐，若有这种情况，往往是颅内出血的表现。观察有无出血休克的表现。

3.妥善固定：固定的目的是减轻骨折端活动引起的疼痛，避免对周围神经、血管组织的损伤，也便于搬运。固定就是用木板、竹棍、树枝、硬纸板等物作为固定工具，用布条、绳子或皮带把骨折的肢体固定起来,限制其活动。也可将受伤的上肢绑在胸壁，受伤的下肢与健全下肢捆绑在一起，以达到固定的目的。

4.正确搬运：搬运动作要轻而迅速，避免和减少震动。

5.即使伤后疼痛不重,肢体还可以活动,也不要存侥幸心理，贻误最佳治疗时机，应去医院做进一步检查。

第五章 | 老年人安全用药与护理

　　随着年龄的增长，老年人各脏器的组织结构和生理功能逐渐出现退行性改变，影响机体对药物的吸收、分布、代谢和排泄。此外，老年人常同时患有多种疾病，治疗中应用药物品种较多，发生药物不良反应和错误用药的概率相应增高。因此，老年人的安全用药与护理显得日益重要。本部分主要介绍老年人药物代谢特点、药物不良反应原因、用药原则及安全用药与居家护理。

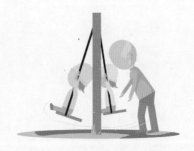

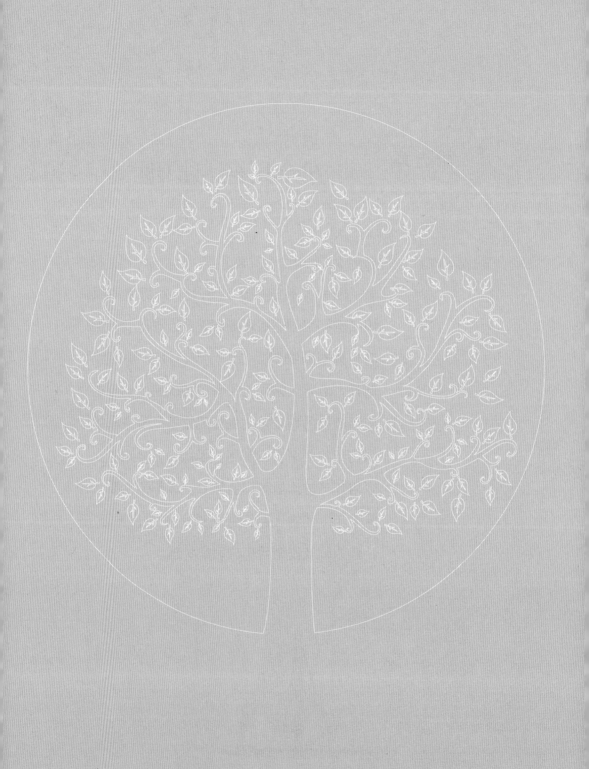

一、老年人的药物代谢与药效学特点

（一）什么是老年药物代谢动力学？

老年人科学用药的前提是应清楚药物在人体内的过程与特点。老年人的药物代谢动力学是研究老年人的机体对药物处理的一门科学，即研究药物在老年人体内的吸收、分布、代谢和排泄过程及药物浓度随时间变化规律的一门科学。

（二）老年人的药物代谢特点有哪些？

老年人药物代谢的主要特点是：

1.吸收：药物吸收是指从用药部位到血液的过程。口服药物通过胃肠道吸收后进入血液，到达各器官而发挥作用。因此，胃肠道环境或功能的改变会对药物的吸收产生影响。通常影响药物吸收的因素有：①胃黏膜萎缩，胃酸降低；②胃肠血流减少；③胃肠道吸收表面积减少；④胃肠排空减慢。

2.分布：药物分布是指药物吸收进入体内后向各组织器官及体液移动的过程。老年人脂肪占体重比例增加，脂溶性药物在体内滞留时间延长，如安定剂等。对水溶性药物影响不明显，但与血浆蛋白结合率高的游离型药物浓度可升高。

3.代谢：药物代谢是指药物在体内所发生的化学反应。肝脏是药物代谢的主要器官。经肝脏代谢的药物在体内存留时间延长，主要与肝脏重量降低、功能性肝细胞数减少、肝血流减慢、蛋白合成功能降低等因素有关。

4.排泄：药物的排泄是指药物在人体内吸收、分布、代谢后，通过排泄器官或分泌器官排出体外的过程。肾脏是大多数药物排泄的重要器官。老年人肾脏重量降低、肾小球细胞数减少、肾小管上皮细胞数减少、肾血流减慢等因素可导致肾脏药物排泄能力的降低。

（三）什么是药效学？

药效学又称药物效应动力学，是研究药物对机体的作用及作用机制的一门科学。老年药效学改变是指机体效应器官对药物的反应随年龄增长而发生改变。

（四）老年人药效学特点有哪些？

老年人的药效学特点是：

1.多种药物合用时机体的耐受性明显下降。

2. 对中枢神经系统抑制性药物的敏感性增高。

3. 对心血管系统药物反应性增强，主要表现在：①可引起心脏传导速度减慢或发生传导阻滞，故对心脏有传导抑制的药物应减量使用；②动脉血管硬化，易出现体位性低血压；③易发生低钾、低蛋白血症及心肌损害，使用地高辛时易出现中毒现象。

4. 对糖皮质激素、降血糖药物耐受力降低，主要表现为：①应用糖皮质激素时不良反应增加，可出现出血、骨质疏松、白内障等不良反应的表现；②应用胰岛素，特别是长效胰岛素或口服降糖药物时易导致低血糖。多见于药物使用过量或未按时进食而导致血糖骤降。

二、常见药物不良反应和原因

（一）什么是药物不良反应？

药物不良反应是指在正常的药物使用量下，由于药物或药物相互作用而发生的意外及有害反应，如药物副作用、毒性作用、变态反应与继发反应等。

（二）常见药物不良反应如何分类？

常见药物不良反应按照性质分类为：

1. 副作用：药物在治疗剂量下出现的与用药目的无关的作用，一般为可恢复的功能性变化。

2. 毒性作用：多数药物具有毒性，可引起用药后的中毒反应。使用剂量过大引起的中毒反应称为急性中毒；长期应用引起的中毒反应称为慢性中毒。

3. 后遗效应：停药以后血药浓度已经降至最低治疗浓度以下

时残存的效应。有些后遗效应是短暂的，如巴比妥类催眠药在第二天早晨引起的宿醉现象；有些后遗效应是长久的，如肾上腺素皮质激素类药物停药后引起肾上腺皮质功能减退。

4. 依赖性：反复使用某种药物后停药时可出现一系列症状和不适，患者会要求继续服用。精神依赖性表现为停药后强烈要求继续用药，已达到精神上舒服感；身体依赖性表现为停药后引起生理功能改变而产生的戒断症状。

5. 特殊反应：包括特异性反应、变态反应，是难以预测的不良反应。

6. 特殊毒性：包括致癌作用、致畸作用、致突变作用。

（三）老年人常见药物不良反应有哪些？

1. 精神症状：大脑最易受到药物的影响，老年人中枢神经系统对某些药物的敏感性增高，可引起不安、精神错乱、抑郁和痴呆等。

2. 体位性低血压：老年人血管运动中枢的调节功能不如年轻人，在使用降压药、利尿剂或血管扩张药时，特别容易发生体位性低血压，应用时要特别注意。

3. 耳毒性：老年人随着年龄的增长，听力会有所下降，使用某些抗生素类药物时易产生前庭反应和听力下降。所以应减量使用抗生素类药物。

4. 尿潴留：使用抗抑郁药时，开始从小剂量，逐渐加量，特别是患有前列腺增生的老年人，使用速尿等强效利尿剂时也可以引起尿潴留，应加以注意。

5. 药物中毒：老年人随着各个器官生理功能的减退，器官的解毒功能也在相应地降低。老年人在使用药物时容易发生中毒。

（四）哪些原因易导致老年人产生药物不良反应？

1. 药物不良反应的危险与用药品种多少有关。使用多种药物目的是为了治疗多种疾病，随着药物品种的增加，药物与药物、药物与疾病之间的相互作用均可导致发生药物不良反应。同时服用药物的种类越多，药物不良反应的发生率越高。研究表明，一次使用少于 5 种药物时不良反应的发生率仅为 3.5%；药物种类达 6—10 种时不良反应发生率为 10%；药物种类达到 11—15 种时不良反应的发生率可达 28%；药物种类如超过 15 种不良反应的发生率可高达 54%。

2. 排泄功能障碍时由于药动学和药效改变，使代谢产物蓄积而引起药物不良反应。老年人所用药物在血液的浓度发生改变，导致药物作用增强或减弱，如调整不及时，药物不良反应的发生率会很高。

3. 滥用非处方药。有些老年人不按照医嘱服药，擅自调整和滥用抗生素、维生素、保健品等，由于用药方法不当，易导致发生药物不良反应（见表 5-1）。

表 5-1　易导致老年人产生不良反应的部分药物

药物	不良反应	药物	不良反应
巴比妥类	反应激动	苯海索*	视听幻觉
二甲苯胍	体位性低血压	强心甙	行为异常，腹痛
生胃酮	水钠潴留，心衰	氯丙嗪	体位性低血压，低温
氯磺丙脲*	血糖过低	依美溴胺	口腔食道溃疡
异喹胍	体位性低血压	消炎痛	再障性贫血
胍乙啶*	体位性低血压	异烟肼	肝毒性
呋喃妥因	周围神经炎	甲灭酸	腹泻
镇痛新	神志模糊	甲基多巴	倦怠，抑郁
保泰松*	再障性贫血	雌激素	水钠潴留，心衰
氯噻酮	利尿过度	利尿酸	耳聋

注：*老年人不宜使用的药物。

三、安全用药

（一）目前我国老年人用药的现状如何？

由于老年人患有多种慢性疾病，80%的老人需要药物治疗，25%左右的老年患者同时服用4—6种药物，而且用药时间比较长。从老年人用药情况观察，用药过多、错用、乱用、滥用等不科学用药现象比较多见。

（二）导致老年人用药过多的原因是什么？

导致老年人过多使用药物的原因主要见于：

1. 老年人由于患有多种慢性疾病，常去不同的医疗机构就诊，会出现多名医生进行诊治的情况，容易造成重复用药。

2. 老年人或其家属因药物的商品名称和化学名称不清，也易造成重复服用同类药物，甚至于重复使用同种药物。

3. 有的老年人不按规定服药，或自我诊断治疗滥用药物，尤其有的老年人过分相信药物广告，造成盲目用药，既达不到疾病的治疗效果，还会产生不良影响。

4.公费医疗或药品费用可以报销的老年人由于用药方便，无经济负担，甚至有的老年人可因这种方便而产生的优越感而过多使用药物。

（三）如何评估老年人服药能力？

1.评估老年人的认知状态：主要是评估老年人是否能清晰表达所服用药物的名称与方法；是否能正确区分服用的各种药物；是否能按医嘱坚持服药。

2.评估老年人的身体状态：主要是评估老年人视力，判断其是否能辨认药物的颜色、性状等；评估老年人的吞咽功能及口腔黏膜状态，检查是否有口腔溃疡、假牙等，判断有无吞咽困难，是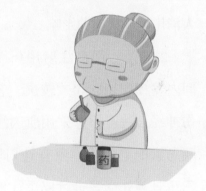否会因吞咽问题而影响药物的服用；评估四肢功能有无障碍，判断是否能自己从药瓶取出药物、打开与关闭药瓶等。

3.评估老年人的饮食习惯：主要评估老年人饮食是否规律，如进食时间、饮食种类，了解服药时间与饮食时间的关系，判断服药的时间安排生产是否符合用药要求，饮食对药的影响等。

4.评估老年人的心理状态：主要是评估老年人是否对药物产

生依赖作用，是否过于期待药物疗效及是否对药物抱有抵触情绪或恐惧心理等。

5. 评估老年人的经济状况：通过评估老年人的家庭收入、医药费用及相应的承担能力来判断是否可能因经济原因拒绝服用药物、自行停止用药或减量服用药物等情况。

（四）如何选择合理的用药途径？

1. 口服用药：此用药途径是老年人最易使用和最常使用的一种，口服法既简单方便又安全实用，但因其经消化道吸收，作用起效相对缓慢，不适用于急症病人，另外也会受消化道环境及老人消化功能状况的影响。

2. 皮下、肌肉注射用药：此用药途径优点是药物可在短时间内发挥作用，起效较快。老年人肌肉组织减少，注射时易损伤神经，一般不宜采用肌肉注射。对患有糖尿病需要长期注射胰岛素的老年人，应有计划地选择注射部位，在腹壁、大腿、三角肌等处交替进行皮下注射，避免反复注射同一部位，以防发生组织坏死。

3. 静脉用药：此用药途径起效最快，可于老年人急性病发作时应用。但老年人由于血管可发生硬化，长时间静脉用药易引发静脉炎。对有心脏病的老年人，静脉用药时要减慢给药的速度和减少液体量。

4. 其他用药途径：除上述有用药途径外还有如舌下含服、雾化吸入、直肠给药等，可根据老年人的具体病情，用药的安全性等综合因素考虑来选择最佳的用药途径。

（五）老年人常见的错误用药情况有哪些?

1. 自己盲目用药：这是老年人用药错误中最常见的一种情况。有些老年人病后不去看医生，而是根据自己既往的经历或主观臆断随意服用药物。如老年人随意使用维生素，便秘后自己滥用泻药，发生感染后自己选择抗生素，甚至自行使用激素类药物；有的老年人滥用补药或长期依赖安眠药睡眠等。此外，还有些老年人易有病乱投医，乱用秘方，偏方，过分相信药品广告，有些老年人看别人用药治疗好疾病就效仿，忽略了个体差异和病症的不同。导致不合理地使用药物，造成对身体的严重影响。

2. 用药种类过多：老年人服用药物的越多，不良反应机会也越多，同时老年记忆力不好，容易造成多服、错服等。

3. 用药方法不正确：老年人由于感觉器官功能与认知能力下降，常不能很好地掌握药物的用法，导致错误用药。其一是用药过量，用药量并非随着年龄的增加而加量；其二是用药时间过长，老年人肾功能减退，随着用药时间过长，会导致多种不良反应的发生；其三是长期应用一种药物，这样极易产生抗药性，使药效降低，而且也会对药物产生依赖性。

（六）老年人安全用药的原则是什么?

为确保老年人用药安全，药物治疗过程中应遵循的原则包括：

1. 依据病情轻重缓急、体重、年龄、性别以及肝、肾功能等综合情况选择药物。

2. 注意每种药物的禁忌证和潜在的药物间相互作用，服用药物尽量不超过 4 种，避免药物相互作用而导致的不良反应。

3. 除抗菌素外，在规定的用药剂量范围内应从小剂量开始，根据对药物的效应逐步调节药物的剂量。

4. 掌握药物服用最佳时间。准确的服药时间是提高药物疗效和减少不良反应的重要措施，如对消化道有刺激性的抗生素类药物或铁剂等一般都在饭后服用；胃药、胃肠解痉药、利胆药、止泻药等宜在饭前服用。

5. 调整不良生活习惯。老年人用药期间控制烟、酒、浓茶及饮食是非常重要的。烟酒会影响药物在体内的作用，铁剂和抗精神类药物不宜与茶同时服用，否则易形成沉淀，不利于药物吸收。服用降压药时要控制食物中盐类的摄入等。

6. 强调用药的依从性。依从性是指遵照医嘱服药的程度。依从性好坏是治疗成功的关键，为提高老年患者用药的依从性，应耐心解释所服用药物的目的、剂量、方法及疗程，需长期服药的老年人应争取家属的协助监督，保障药物达到治疗的最佳效果。

7. 用药期间应定期去医院复诊，在医生的指导下简化治疗方案，减少不必要的药物使用。

8. 避免重复使用作用相同或类似的药物。

（七）如何确保老年人安全用药？

1.遵医嘱慎重用药：如果能以药物以外的其他方式缓解现有症状，尽可能不使用药物，如失眠、便秘等，将药物中毒的危险性降至最低。如必须使用药物治疗应在专业医护人员的指导下进行。不随意在药店购买药物。

2.加强药物管理：评估老年人是否能自行管理药物，如自理能力好的老年人可先针对服用的药物做详细的讲解，让老年人将每天服用的药物按照早、中、晚做好排列标记，最好使用药盒把每次服用的药物名称、剂量、服用时间（饭前、饭后或睡前等）标记好后放在药盒里，药盒最好用不同颜色，以便每次用药后检查药物是否已经服用。药品要精心管理，过期的药物要及时扔掉，药物要分类保管，避免多种类药物全部堆积在药柜中。对于不能自行管理药物的老年人，应由他人帮助进行服药管理，避免发生错误用药。

3.提高服药的依从性：对于老年慢性疾病者，如糖尿病、高血压病人，要坚持服药，应把药物放在固定的、容易看到的地方，保证准时服用。

4.执行正确的用药方法：老年人服药时可在不影响药效的前提下根据药物性状调整服用方法，以便更容易服用。如每次服用多种类药物，可分次服用，以免造成误咽；服用刺激性较大的药物时，可将药物溶于水，用勺或吸管饮用；片剂可研碎后服用，胶囊制剂也可去除胶囊将粉状物溶于水后饮用。

5. 服用期间密切观察：在老年人用药过程中应经常与其沟通交流，了解近期是否出现不适或异常反应，一旦出现异常症状应立即停药，并保存好残余药品，及时到医院就诊。家里应常备血压计、体温计等，以便及时监测老年人的血压、体温、脉搏等情况。

（八）影响老年人服药依从性的因素有哪些？

影响老年人服药依从性的因素主要有：

1. 缺乏药物相关知识，如有些老年人认为药物可引起中毒或认为即使服药也没有效果。

2. 不能充分理解医生所下的医嘱。

3. 记忆力低下。

4. 视力下降。

5. 多种药物治疗及用药过于复杂。

6. 长期药物治疗而效果不理想。

（九）如何提高老年人服药的依从性？

1. 让老年人意识到所患疾病的严重性，详细解释正确进行药物治疗的目的及所起到的效果。

2. 与医护人员要保持良好的关系，这样老年人会信赖医护人员，也会依从医护人员的指导。经常反复强调服药依从性的重要性，从主观意识上改变老年人的观念。

3. 对所服用的药物进行合理管理，建立药物的日程表和备忘卡，以防止忘记服用药物。

4. 家里选择合适的药盒，最好选择可隔开多种药物，早中晚可分开的药盒，以便老年人使用。

（十）如何确定老年人的用药剂量？

除维生素、微量元素、消化酶类药物等可用成人剂量外，老年人在服用其他药物时应低于成人剂量，以免药物蓄积体内。60岁以上老年人一般服用成人剂量的 3/4，特殊药物如洋地黄类药物服用成人剂量的 1/3—1/2。年龄大、体重轻、身体情况差的老年人更应酌情减量用药。由于个体差异，在用药过程中应注意观察是否出现不良反应。一旦发现，应适时停药或减量。

（十一）老年人服用药物时需要注意哪些问题？

老年人服药以站立、坐位最好，不要服药后立即平卧。当服用刺激性较强的药物时，可根据药物性质溶于水后用吸管吸入，服药后多饮水。在医生指导下，可将片剂研碎，或取出胶囊后将粉状物溶于水后饮用。患有面部麻痹的老年人服药后可能在口腔内有残留药物，服药后应由家属请老年人张口确认有无药物残留。对于有肢体瘫痪、手指颤抖、吞咽困难等脑血管疾病症状的老年人，药物应由家属喂下。家属也可鼓励并协助老年人练习自己取药，以锻炼其肢体功能。

（十二）服用不同药物时需注意哪些问题？

服用洋地黄类药物应严格按时按剂量服用，用药前须数脉率，以不低于60次/分为宜，因洋地黄类药物的治疗量与中毒量很近，应密切观察病人用药后的疗效及反应，如有恶心、呕吐等症状，及时给予处理。服用镇静催眠药物可降低老年人的机敏性，损害判断力，影响神经运动功能，可能导致老年人在夜间起床如厕时发生跌倒，家属或护理人员应在夜间协助如厕或将便器置于床旁。服用钙剂、铁剂时不要同食菠菜，以免菠菜中的草酸和钙结合生成难溶的鞣酸盐，难以被吸收。服用降糖药后要及时、定量进餐，以免发生低血糖休克。如片剂或丸剂过大宜切小后服用以免呛咳，但缓释类药物则不能切小或嚼服，需整片吞服。服用排钾利尿剂者应适当补充含钾的食物如香蕉、西红柿，而口服保钾利尿剂的老人则应避免高钾食物。磺胺类药物因由肾脏排出，尿少时易析出结晶引起肾小管堵塞，故服药后应多饮水。

（十三）老年人如何保管药物？

若老年人每日服用药物种类过多或难以分辨各种药物，可定期将药物按照时间分次摆药，做好标记。每次服药后家属或护理人员应检查药物是否已经确实服用过。药物应保存在固定地点，如家中的药柜。不可将药物放在床头桌上，以免老年人在睡意蒙眬时服错药或服用过量。定期检查药物有效期，发现过期药物及时弃去。

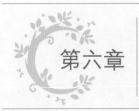

第六章 老年人的
家庭护理技术

居家养老目前仍是我国养老的主要方式。老年人的生理功能逐步减退，活动能力减弱，对疾病的抵抗能力不断下降，易发生各种慢性疾病与急症，家庭应对等方面常会出现一些问题，所以针对老年人的居家护理中常用的护理技术与方法的掌握就显得尤为重要。

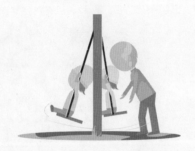

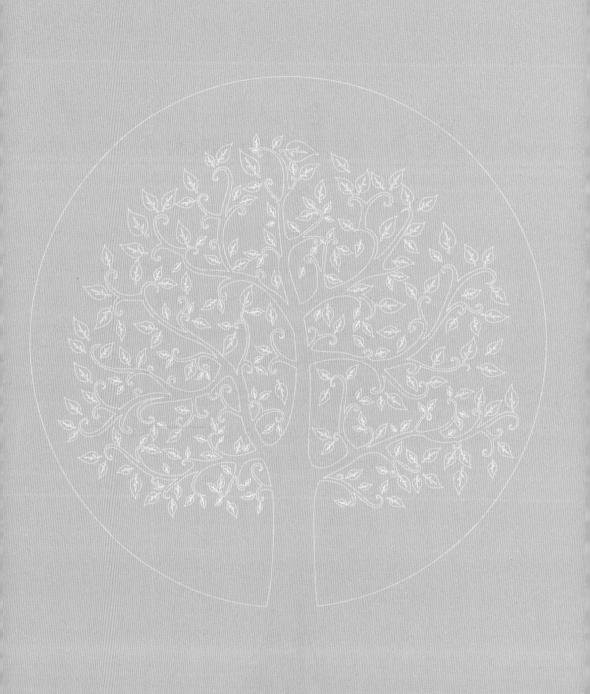

一、老年人拐杖的使用

（一）如何选择合适的拐杖？

拐杖是骨折老年人离床活动的支撑工具，正确使用拐杖对骨折的愈合很重要。拐杖的高度应根据老年人的身高调适，即当老年人双手扶拐，拐顶应距离腋窝5—10cm，与肩同宽。拐杖过高无法使用、过低则不能保持正确的步态。扶拐的着力点是拐杖中段把手，避免用腋窝支撑身体，否则容易造成臂丛神经麻痹。

（二）如何扶拐行走？

扶双拐行走时老人须将双拐置于腋下，双拐同时置于两腿前方，使双拐头与双足呈等腰三角形。先迈患肢，注意足尖不可超过双拐头连线，待站稳后，双手用力撑拐，同时健肢向前迈移20—30cm。站稳后抬患肢，同时提拐向前移动同等距离，足与拐头同时落地，但足尖仍然落于双拐头连线内，如此反复逐步前移。拄双拐上下楼梯时需注意，上楼时健肢先上、患肢后上，最后上拐杖；下楼时先下拐杖、再下患肢，最后是健肢。

（三）拄拐行走应注意哪些问题？

老人初次下床拄拐走路时应有家属或护理人员现场指导并保护，可先在床边行走5—10步，逐渐增加行走的步数和距离，告知老年人以身体能承受、不感到疲劳为度，应克服训练的随意性和盲目性；避免步幅过大、重心后移而摔倒；注意保持地面干燥、无障碍物，保证行走安全。

（四）如何选择和使用手杖？

手杖是帮助老人日常行走最基本、最普通的工具。人体立姿的稳定，除了本体感觉、神经反射、肌肉、骨骼等器官功能的健全以外，脚的轮廓，即支撑体重的面积起了重要的作用。以手杖拄地，可扩大支撑面积，加强身体的平衡和稳定。人行走时，重心延着交替移动的双脚轮廓中线纵向移动。各种原因造成的双下肢形态和力量的不对称，就会使行走时的重心偏离中线，容易摔倒。路面不平整，加之老人反应迟钝，更增加了摔倒的危险。使用手杖可以协助和保持身体的重心不偏离中线，增加了身体的安全。

选择手杖时，要注意长短适中。当老人自然站立，双臂下垂，手杖的高度应平手腕位置。手杖过高会造成腕、手、肩关节的疼痛；过低则会对腰部有影响。杖柄的大小，杆的粗细，要以握上去不费力气为准。铝制、铝合金或碳化纤维材质的手杖比木头要结实耐用、防潮。若老年人有一侧下肢的活动障碍，应以健侧手使用手杖，目的是保护健侧腿，手杖距离健侧腿约 10cm。

二、老年人轮椅的使用

（一）什么样的老年人需使用轮椅？

一般来讲对于所有行动不便的老年人均可使用轮椅。轮椅使用者包括老年人自身、老年人的家人或照顾者。

（二）怎样为老年人选择轮椅？

如果老年人能够自行使用轮椅活动时，应选择具有制动功能的轮椅，以便老年人可以随时制动轮椅，防止轮椅失控而发生意外。如果老年人无能力自己操控轮椅时，可选择一些有利于老年人休息与活动的轮椅，如对于瘫痪病人轮椅上应备有固定带；对于不能长时间坐位的老年人，可选择能够改变坐位倾角的轮椅等。

（三）老年人如何自行使用轮椅？

1. 在平地上前行：臀部坐稳，上身保持平衡，双臂向后，肘关节稍屈，手抓轮环后部，身体带动双臂用力。此时身体略向前倾，身体和双臂产生的力量可带动轮椅。

2. 在平地上倒退：臀部坐稳，上身保持平衡，双臂向前，身体前倾，压低双肩，使手臂能用足够力气将车轮向后推动，带动轮椅。

3. 斜坡上推动轮椅：上坡时姿势与平地前行时使用轮椅的方法相同；下坡时应用手制动，身体后倾，将双手置于手动圈下方进行制动控制轮椅下滑速度。

4. 转换轮椅方向：以转向左侧为例，将左手置于手动圈后方；左臂略后外侧旋转，从而将身体重量通过左手传递至车轮内侧；以左手将左侧车轮向后转动，同时右手在正常姿势下将右侧车轮转向前方。

（四）辅助者如何使用轮椅？

1. 推轮椅时应保持平稳。推车人双手持住把手，小臂自然弯于腰两侧，移动时两腿的步长不宜过大。

2. 需要转弯时应给予坐轮椅的人以提示并减慢速度。

3. 上下单级台阶时可由一人操作。上台阶时，小车轮在前，将握把向后下方拉，脚踩后倾杆，使小车轮抬起上台阶，握把向前上方用力抬举，顺势将大车轮滚上台阶、推进。下台阶时，大车轮在前，将握把向后下方拉，使小车轮抬起，大车轮沿台阶轻轻滚下，然后再调转方向、推进。

4. 推轮椅上下楼梯时，以确保患者安全和相对舒适为原则，要求至少两人合作。上楼梯时，大车轮在前，一人将轮椅握把向后下方拉，另一人抓腿架抬起小车轮，依靠大车轮逐级拖上台阶；下台阶时，小车轮在前，一人抓腿架抬起小车轮，另一人将轮椅握把向后下方拉并适当制动轮椅，使大车轮沿台阶逐级下滑。

（五）轮椅使用时有哪些注意事项？

使用轮椅时应注意：

1. 使用前应全面检查轮椅各部件性能，以保证使用安全。

2. 使用时患者从轮椅站立或移位时，必须先将闸制动防止滑脱跌伤。

3. 老年人乘坐轮椅姿势要正确，身体置于椅座中部，抬头，背向后靠，身体不能保持平衡者应系安全带避免因不平衡发生意外。

4. 尽量避免老年人长时间乘坐轮椅，要特别注意预防老年人发生压疮。应保持轮椅的坐面清洁、干燥、平整、柔软、舒适，必要时应定时进行臀部按摩。

三、居家氧疗

（一）什么样的老年人适用于家庭氧疗？

老年人的脏器功能和代谢功能低下，即使没有患心脑血管疾病，其机体也会经常处于缺氧的状态。因此，许多老年病、慢性病的发生和发展均与氧气供应不足、物质代谢障碍等因素有关。一般患有冠心病、脑缺血、脑动脉硬化、糖尿病足坏死、高血压、心肌梗死、肺炎、支气管炎、慢性气管炎、病毒性呼吸道感染、哮喘、肺气肿或肺心病等病症的人进行家庭氧疗均可取得很好的治疗效果。慢性呼吸衰竭病人稳定期，经过戒烟、胸部物理疗法和药物治疗后，仍有低氧血症，应进行长期家庭氧疗。

（二）居家氧疗的氧气来源有哪些？

目前居家氧疗的设施主要有四种，即氧气袋、氧气瓶、化学制剂式制氧器和制氧机。

1. 氧气袋：通常用橡胶、特殊处理的纤维织物及 PVC 等复合尼龙绸材料制成，承受的充氧压力较低（不超过 10.6kPa），通常是到医院或医用氧提供单位充装，储存的氧气只有几十升，适用于短途转运和为病人短时间内改善症状时使用。

2. 氧气瓶：家用氧气瓶有几升到十几升不等，是采用高压罐装的方式充装氧气，相对储氧量大，一个 8L 氧气瓶就可储氧 1000L 以上，可持续使用 15 个小时以上，相当于 50 个氧气袋的储量。但氧气瓶需配有减压阀、流量计和必要的钢瓶支架，以便移动和放置。

3. 制氧器：化学药剂式制氧器是采用两种化学制剂，用氧时按不同比例混合在一起后发生化学反应的方式产生氧气。其与传统的氧气罐、氧气袋相比，具有即用即制、贮存使用安全、无须外出灌装补充、易携带等特点。但制氧量相对较小。

4. 制氧机：制氧原理是应用先进的物理吸附原理，在常温下直接将空气中的氧氮分离，取得高纯度医用氧气，并可持续供氧。操作简便，只要接通电源即可连续不间断地获得高纯度氧气，出口压力可调节，可满足不同患者的需要。

（三）常用的吸氧方法有哪些？

常用的吸氧方法有：

1. 鼻塞吸氧法：这种吸氧方法操作简单，使用方便。鼻塞法有单孔塞和双孔塞两种。一般只适于进行低流量吸氧，若流量比较大就会因流速和冲击力很大让人无法耐受，同时容易导致气道黏膜干燥。

2. 鼻导管法：是将一导管经鼻孔插入鼻腔顶端软腭后部，吸氧浓度恒定，但时间长了会有不适感，且易被分泌物堵塞，也适于低流量吸氧。

3. 面罩吸氧法：可分为开放式和密闭面罩法。开放式是将面罩置于距病人口鼻 1—3cm 处；密闭面罩法是将面罩紧密罩于口鼻部并用松紧带固定，吸氧浓度可达 40%—50%。

（四）居家氧气治疗时应注意哪些问题？

1. 应由医务人员对老人进行动脉血气分析，测量动脉血氧分压和氧饱和度，根据测定结果由医务人员诊断是否需要进行家庭氧疗，并在医务人员的正确指导下进行。

2. 依据医生医嘱使用氧气，切勿自行将氧气流量调整过高，以免造成并发症的发生。

3. 在使用或储存氧气的房间内，严禁抽烟，使用打火机、火柴等，氧气存储容器不要置于热源或电器用品旁边，不要放在通风不良处，如车库内、衣柜等地方。

4. 吸氧导管、鼻塞应随时注意检查有无分泌物堵塞，并及时更换。

四、压疮的家庭预防与护理

（一）什么是压疮？

压疮是身体局部组织长期受压，血液循环障碍，局部组织持续缺血、缺氧，营养缺乏，导致皮肤失去正常功能，继而发生组织破损和坏死。一旦发生压疮，不仅给老年人带来痛苦、延长康复时间，严重时可因继发感染引起败血症而危及生命。

（二）如何预防老年人出现压疮？

间歇性解除压力是有效预防压疮的关键。经常翻身是长期卧床老年人最简单而有效的解除压力的方法。一般每两小时翻身一次，必要时每30分钟翻身一次。翻身时应观察受压部位皮肤情况，适当给予按摩。建立床头翻身记录卡，记录下时间、体位及皮肤情况。长期坐立的老人应至少每1小时更换姿势一次，或至少每15分钟改变重力支撑点，以缓解坐骨结节处压力。老人采用坐位时，应适当采取措施避免身体下滑。更换床单或衣物时避免使用拖拽等方式损伤皮肤。使用便盆时，应先协助老人抬高臀部，必要时在便盆边缘垫以软纸或布垫，防止擦伤皮肤。长期卧床的老年人可使用电控气垫床或使用充气床垫，并加强局部皮肤的按摩与护理。

（三）长期卧床的老年人如何对其进行皮肤按摩？

长期卧床老人可采用全背按摩和受压局部按摩的方法：

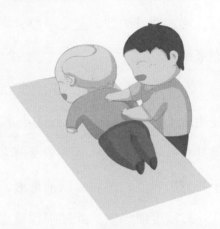

1. 全背按摩：协助老人俯卧或侧卧，露出背部，先以温水进行擦洗，家属或护理人员以两手或一手蘸少许50%乙醇，以手掌大、小鱼际做按摩。从老人臀部上方开始，沿脊柱旁向上按摩，力量要足以刺激肌肉组织。在肩部时，手法稍轻，再向下至腰部止。如此有节奏地按摩数次。再用拇指指腹由骶尾部开始沿脊柱按摩至第 7 颈椎处。

2. 受压处局部按摩：蘸少许 50% 乙醇，以手掌大小鱼际部位紧贴皮肤，压力均匀地按向心方向按摩，每次行 3—5 分钟。对于受压而出现反应性充血的皮肤组织则不主张按摩。如受压时间较短，变换体位后局部皮肤一般在 30—40 分钟内恢复，不会使软组织损伤形成压疮，所以无须按摩；如果持续发红，则表明软组织已受损伤，此时如果按摩将导致更严重的损伤。

（四）应如何治疗和护理老年人压疮？

压疮发生后，应积极治疗原发病，增加全身营养，根据压疮不同分期加强局部治疗和护理。

1. 瘀血红润期：此期应尽力阻止压疮继续发展，除去致病原因，增加翻身次数，避免摩擦、潮湿和排泄物的刺激，改善局部血液循环。

2. 炎性浸润期：此期应保护皮肤，避免感染。除继续加强上述措施外，有水疱时，未破的小水疱要减少摩擦，防止破裂感染，使其自行吸收。大水疱可在无菌操作下用注射器抽出疱内液体，不必剪去表皮，然后涂以消毒液，用无菌敷料包扎。

3. 浅度溃疡期：此期护理重点是清洁伤口，根据伤口类型选择伤口清洗液，清洁坏死组织，处理伤口渗出液，促进肉芽组织生长，并预防和控制感染。

4. 坏死溃疡期：此期应请专业医疗人员清洁疮面，去除坏死组织，保持引流畅通，保护暴露的骨骼、肌腱和肌肉，促进愈合。

五、家庭急救技术

（一）居家如何进行外伤的有效止血？

居家发生外伤时常用的止血方法有：

1. 按压止血：无论是动脉出血、静脉出血还是毛细血管出血，首选的止血方法是加压止血。一般按压止血可以将干净的敷料或布料等纺织品置于外伤伤口，用单手或双手在伤口上方施压，如出血减少，证明按压止血有效。

2. 加压包扎止血：即在敷料外用绷带或布条（不可过窄）类环形包扎，包扎时可适当增加松紧度，以达到止血的目的，但注意不可长时间过紧束缚，以免发生因供血减少而引发的肢端缺血性坏死。

3. 冷敷止血或凉水冲洗：仅适用于毛细血管破裂出血，小的伤口出血可直接进行凉水冲洗，促进毛细血管收缩而起到止血的目的。如果伤口出血较多，可先进行伤口局部的敷料覆盖与包扎，再在伤口上方用冰袋进行降温来促进止血。

4. 指压动脉止血：当动脉破裂出血时，由于短时间内出血量较多，应首先指压动脉来控制大量止血。指压动脉止血的机理是用外力将动脉压至骨骼，使动脉受压挤而止血。因此，指压动脉止血更适用于四肢的出血及头面部出血，对于胸腹腔内的出血则不宜采用。操作时应在伤口的近心端，即靠近躯体侧，用力按压动脉（有搏动），可见血流减速或停止。

5. 止血带止血法：如果四肢的动脉破裂或较大静脉破裂大量出血，采用一般的止血方法不能有效止血时，可采用此法进行止血。可选用橡皮条或布条，在伤口敷料的上方进行束扎，束扎的力度以能止血为目的。应用此法时应注意不可长时间束扎肢体，以免引起肢端因缺血而发生坏死，连续使用时间不应超过 1 小时，应放松止血带一次，见有血液流出后再重新束扎，并抓紧时间去医院进行有效止血处理。

（二）老年人居家发生外伤时应如何进行搬运？

搬运老人前应先评估老人的伤情，判断是否发生骨折及是否可能有脊柱损伤。如发生骨折或可能发生骨折，搬运时应注意伤侧肢体的妥善保护，防止在搬运的过程中造成继发性损伤。如可能发生脊柱损伤，搬运时应保持老人的脊柱固定不要屈曲，至少应三人进行平抬移动。

（三）老年人居家发生心跳骤停后应如何抢救？

心肺复苏技术是抢救心脏骤停简单而有效的方法，拨打120急救电话后，在救护车到达前，作为家庭成员或相关人员应抓紧时间进行抢救，否则等专业医务人员赶到后再施救就错过了最佳抢救时机，不利于心肺复苏。具体实施方法如下：发现老人心跳骤停后应迅速使其仰卧在地上或硬板床上（如原用软床，则应在其背下铺垫木板），解开衣服，松开腰带。抢救者跪在患者身体一侧，两肘关节伸直，双手重叠，将手掌根部压在患者胸骨中下段、两乳之间，双肘关节伸直，依靠操作者的体重、肘及臂力，有节律地垂直按压，使胸骨下陷至少5cm，频率为每分钟不少于100次。连续按压30次后可进行口对口人工呼吸，如患者口鼻腔有分泌物，可于人工呼吸前先进行分泌物的清除。人工呼吸前还应使患者头部后仰，保持气道开放，捏住鼻孔，双唇包住患者口唇后用力吹气，使胸廓抬起；吹气毕，松开捏鼻孔的手，操作者头抬起。两次人工呼吸后继续进行胸外按压，按压与人工呼吸的比率为30∶2。如果操作者不能或不愿意进行口对口人工呼吸，或只进行连续的胸外心脏按压，每分钟不少于10次。

（四）如何正确拨打120急救电话？

目前国内大中城市已开通启用了120急救电话，一旦周围有人发生意外、急症发作，可立即拨打120呼救。打呼救电话时语言必须精练、准确，以免耽误宝贵的时间，电话中一般要讲清以下几点：患者的姓名、性别、年龄；目前最危急的状况，如神志不清、昏倒在地、心前区剧痛、大出血、呼吸困难等；发病的时间、过程、用药情况，以及过去的病史与本次发病有关的内容；患者家庭住址或发病现场的详细地址和电话，以及等候救护车的确切地点，最好是在有醒目标志处。急救医生会根据上述呼救内容，携带急救药品、装备，准确及时赶到现场，迅速进行救援。

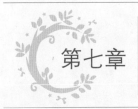

第七章 临终关怀

死亡是人生的最后阶段，是不可避免的，老年人及其家属要正确地认识及对待死亡。临终关怀的目的并不是刻意延长或缩短生命，而是让老人在临近死亡的阶段，如何让其在生命的最后阶段能够减轻身体和心理上的痛苦，提高生活质量，平静、安详地面对死亡，走完人生的最后旅程。家庭临终关怀与住院临终关怀是不一样的，家庭临终关怀是让老人在自己的家

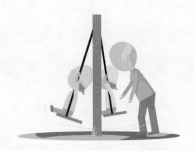

中完全由家庭成员参与的活动，在家人与老年人之间产生相互支持和情感依赖，既能让老年人感到亲切和信任，减少痛苦，有尊严地度过生命最后阶段，也可以让亲人多点时间陪伴在老年人的身边，在老年人最后的日子里多尽孝心，给予老年人关怀和温暖的同时自己也从中得到情感支持，不留遗憾。

一般认为，老年人在经过治疗后确定没有生存希望，直到生命结束前这段时间称为临终期。临终关怀实施的时间并没有统一说法，一般是以预期生命存活期不超过 6 个月为标准。进入临终期，老年人的各项生命指标都濒临衰竭，通过家属的临终关怀能缓和、解除老年人对死亡的恐惧和不安，使其坦然地接受死亡，同时满足其各种生理和心理需求，减轻精神和肉体的痛苦，使老年人在有限的日子里过得舒适，提高生命的质量，让老年人体会到家人的关怀，尊重其最后的人生价值，体现生命、权利和尊严。

一、临终老年人的身心变化

（一）临终老年人会有哪些生理变化？

由于所患疾病不同，老年人在临终阶段，身体各系统会出现功能紊乱及代谢障碍等不同生理变化，主要表现在以下几个方面：

1. 循环系统的改变：可出现循环衰竭，表现为皮肤苍白、湿冷、易出汗，四肢发硬、发绀、出现瘀血斑点，口唇、指甲变灰白或青紫，脉搏快而弱，血压降低。

2. 呼吸系统的改变：呼吸功能减退，表现为呼吸频率变快或变慢，呼吸变浅，呼吸时常有鼾声或痰鸣音，可出现呼吸困难。

3. 消化系统与泌尿系统的改变：胃肠蠕动逐渐减弱，表现为食欲减退、恶心、呕吐、口干、腹胀、大小便失禁或尿潴留、便秘等。

4. 运动系统的改变：肌肉失去张力、瘫软，表现为身体软弱无力、面部松弛、眼睑下垂、吞咽困难、大小便失禁等。

5.感觉、知觉的改变：视觉变模糊，逐渐发展到只有光感，最后失明；听觉往往是最后消失的；语言表达常变得困难；可出现意识模糊、昏迷等；可出现疼痛、不适，表现为烦躁不安，血压、心率和呼吸改变，表情痛苦。

（二）临终老年人会有哪些心理变化？

当一个人面对死亡，难免会产生对生的渴望和对死的恐惧，甚至会经受到极大的悲哀和痛苦。每个人面对死亡时的心理反应过程都是不一样的，一般来说，临终老年人常经历以下阶段的心理变化：

1.否认期：当得知自己将面临死亡时，产生怀疑和否认的心理，拒绝接受事实，带着侥幸心理四处求医问药，希望是误诊或能找到治愈的方法。这段时间的长短因人而异，有些人能很快地接受事实，有些人需要一段时间来调整自己的心态。

2.愤怒期：面临死亡所带来的冲击，感到震惊和愤怒，产生"为什么是我？"的心理，并将愤怒的情绪向家庭成员发泄，对家人的照顾诸多挑剔，表示不满；疏远或回避亲人、朋友或同事的探望。

3.协议期：开始接受现实，心境渐渐平和，对疾病的治疗抱着希望，愿意配合治疗，期待尽量延长生命。

4.忧郁期：在治疗仍然无法改善身体状况，病情日益恶化的情况下，产生失落感，出现悲伤、忧郁、低落情绪，常常沉默或者哭泣；要求与亲人、朋友见面，渴望家人的陪伴。

5. 接受期：从一切努力与挣扎中得到解脱，接受即将面临死亡的现实，变得平静，喜欢独处，等待死亡的来临。

（三）临终老年人的家属会有哪些心理变化？

家庭成员面临亲人的去世，是一个悲伤的过程，也会经历各种心理变化的阶段：

1. 震惊期：当得知亲人的病情无法治愈，即将面临死亡时，家人会表现出震惊和不知所措，难以接受现实；甚至有的人在亲人去世的初期，也会出现拒绝接受亲人已经死亡的现实，表现出震惊和惊恐。

2. 否认期：当治疗产生一定的效果，亲人的症状有所好转时，家人会产生可能是误诊或期望可以治愈的幻想，四处求医问药，期待奇迹的发生。

3. 愤怒期：当亲人的病情急转直下、日益恶化时，家人产生愤怒、怨恨的情绪，并常常因这些情绪而表现出在照顾亲人时的烦躁与不耐烦；但在愤怒的同时，也开始接受亲人即将离世的事实。

4. 忧郁期：从开始接受亲人即将去世到亲人离世后的很长一段时间内，家人主要的心理反应就是悲伤和忧郁，尤其是配偶，常常陷入对往事的回忆中，感到痛苦、失落和孤独；这段时间可能持续 1—2 年。

5. 恢复期：家人从痛苦中解脱，接受现实，开始寻找人生的新方向。

二、临终关怀对策

（一）作为家庭成员对老年人的临终关怀内容有哪些？

家庭成员对老年人进行临终关怀主要应包括死亡教育、生活护理和心理护理三个方面。其中，死亡教育是指通过沟通交流让老年人对死亡有一个正确的认识，能正视并接受现实；生活护理是指帮助老年人解决生理上的需求，包括促进生活舒适、补充营养、减轻疼痛、加强基础护理四个方面；心理护理是针对老年人在临终阶段的心理变化采取应对措施，进行心理疏导。

（二）怎样对临终老年人进行死亡教育？

如何面对死亡，是每一个人都将面临的问题。死亡对老年人及其家庭成员而言不应该是避而不谈的话题，而是应当坦然地讨论生命和死亡的意义，通过沟通交流使双方能正视死亡，形成正确的死亡观。家人可以通过跟老年人交谈，引导老年人表达对死亡的态度，对其死亡观念进行分析。

所谓正确的死亡观，就是要明确死亡是人生不可避免的阶段，人的生老病死都是自然的规律。老年人要认识到死亡是任何人都不可避免的，生命是有限的，因此，更应该珍视生命，在有限生命的宝贵时间里追求有质量的生活，在人生的最后阶段，过得充实而有意义，让生命发挥出应有的价值，做好死前的准备，争取不让自己带着遗憾离开这个世界。

（三）怎样促进临终老年人生活舒适？

促进老年人生活舒适是让老年人能够保持轻松和安宁的状态，减轻痛苦和焦虑。其目的是让老年人安静、舒适地休息，最大限度地为老年人创造良好的休养环境，使其在舒适的环境中安然度过生命的最后时光。

首先，要提供一个舒适的环境，房间要干净、整洁、安静、温暖、光线充足，每天定时通风，保持空气清新；房间的布置要尽量符合老年人的喜好和需要，对老年人室内的东西不要作过多的限制；最好为临终老年人安排单独的卧室，条件不允许的情况下，也应将老年人安置在宽敞的睡床上，便于翻身及放置一些生活用品。床的周围要空间宽裕，方便老年人下床或家人行走，必要时可以放置床帘；床铺要经常整理，床单、被套要及时更换，保持整洁、平整、干净、干燥。

其次，要为老年人安置舒适的体位，老年人在临终期常常由于身体过于虚弱，无法自行翻身，应经常主动为老人翻身，并在床铺加上床挡，或在床旁用有靠背的椅子充当床挡，以保证老年人安全。

最后，要注意保持老年人身体清洁，定期帮助老年人沐浴或者擦身，每天早晚帮助老年人刷牙、洗脸，餐后漱口。身体的清洁能促进老年人舒适感。

（四）怎样为临终老年人选择饮食？

为老年人补充营养，能防止虚脱、感染等。临终的老年人往往食欲减退，并常出现恶心、呕吐的情况。要根据老年人的病情及其喜好准备食物，注意食物的色、香、味，少量多餐，选择高热量、高蛋白、易于消化的食物，最好是流质或半流质饮食，如粥、细软的面条等；在补充营养的同时，也要适当补充液体，如果已不能进食，可以将纱布用水沾湿，放在老年人的口唇处达到湿润的作用。

（五）怎样减轻临终老年人的疼痛？

疼痛往往是对死亡有较大恐惧和自制力较差的老年人在临终前最主要的不适，特别是癌症晚期的老年人。减轻疼痛的方法包括药物镇痛法和非药物镇痛法。

常用的镇痛药物有阿司匹林、强痛定、吗啡等，家属可以遵医嘱给予老年人适当剂量的镇痛药物。疼痛常常是有规律且可预测的，要细心观察老年人每次疼痛发生的时间、周期、部位、程度等，在疼痛前给药可以在一定程度上缓解症状，同时要注意观察用药后的反应。

非药物镇痛的方式有多种，如松弛法，可以用热水浴或按摩的方法让老年人肌肉松弛、消除疲劳；音乐疗法，通过让老年人聆听舒缓的音乐使全身放松、缓解疼痛、心境平和；心理疗法，通过与老年人的沟通交流，分散、转移注意力，同时给予安慰、鼓励和情感支持，减轻老年人心理和精神上的压力，从而达到减轻疼痛的目的。

（六）怎样对临终老年人加强基础护理？

加强临终老年人的基础护理包括以下几个方面：

1. 加强保暖，定时翻身、拍背，按摩受压部位和骨突处；老年人能下床的情况下，帮助其做力所能及的活动，防止发生褥疮、肺炎等。

2. 加强口腔和皮肤护理，每天帮助老年人清洁口腔和皮肤，如有痰液无法咳出的情况，要帮助其及时清除并漱口，有假牙的应取下假牙。

3. 对于便秘的老年人，家属可用双手在其下腹部做逆时针环形按摩，也可使用缓泻剂或开塞露。便后要做好皮肤的清洁护理。

4. 保持室内安静，提高老年人的睡眠质量；同时要避免窃窃私语，增加老年人的担忧和疑虑。

5.对于眼睛不能完全闭合的老年人，可以涂红霉素眼膏或用凡士林纱布覆盖眼睛，保护角膜、防止干燥。

（七）怎样对临终老年人进行心理护理？

临终老年人的心理是敏感而复杂的，心理护理是家属对老年人进行临终关怀的重点。家属要通过沟通了解老人的真实想法，细心观察老人的心理变化，根据老年人临终前不同阶段的心理特点，有针对性地给予心理疏导和情感支持，帮助老年人正确认识和对待生命和死亡，促进老年人从死亡的恐惧中解脱出来，以平静的心情度过临终过程的各个阶段：

1.否认期：要认真倾听，通过老年人的表情、眼神和手势理解其想表达的内容；耐心解释，消除疑虑，让老人能及早正视现实；经常陪伴在老年人的身边，使其感受到家人的关爱和温暖。

2.愤怒期：要谅解和宽容老年人的情绪发泄，给予充分的理解，轻轻抚摸老年人的手、胳膊、背部等来安抚其心中的不快。

3.协议期：尽量满足老年人的需要，即使是难以实现，也要试图积极努力去争取，主动关心老人，帮助其配合治疗，以减轻痛苦、控制症状。

4.忧郁期：要允许老年人诉说悲伤的情绪，认真聆听，给予鼓励与支持；允许老人通过哭泣等方式宣泄情感；尊重老人的信仰，宗教信仰也是引导其减轻压力的方式；尽量帮助老人完成他们最后的心愿。

5. 接受期：尊重老年人，不强迫其交谈，适度地陪伴在身边，保持对老人的关心与支持，让老人在平和的心境中安静地走完人生的最后旅程。

（八）家庭成员在进行临终关怀时应注意哪些问题？

家庭成员是老年人的精神支柱，然而在对老年人进行临终关怀时，必然也面临精神痛苦和哀伤情绪。家人的情绪变化会影响老年人，使其症状加重、心情抑郁，因此，作为家庭成员要尽快地让自己从震惊、痛苦、哀伤的情绪中解脱出来，正视死亡，积极地投入到对老年人的临终关怀中，多与老人沟通，消除以往的积怨，珍惜有限的时光，彼此支持，互相谅解。

家人要站在老年人的角度，观察和体会老人真实的需要，理解老人的真实情感，才能使其感受到被了解和接纳，使老人处于最佳的心理状态。尊重临终老年人的权利，在即将告别人生的时候，许多要求对于老年人来说可能都是最后一次，要尽量给予满足，使老人感觉到亲人的关注和关爱。

家庭成员也需要适当地宣泄情绪，尤其是在亲人去世后，作为逝者的亲人应给予自己一定的时间来宣泄内心的悲痛，同时要积极地面对现实与人生，应该意识到过好今后的生活才是对亲人最好的悼念。

（九）应如何给予丧偶老年人家庭关怀和支持？

丧偶对老年人来说是沉重的打击，常常会悲痛欲绝、不知所措，感到孤独、无助和迷茫，对未来失去信心。家人的陪伴、聆听和鼓励是对丧偶老年人最大的支持。

家属要多陪伴在其身边，通过身体的接触，比如轻轻握住他的手、给予拥抱等，让丧偶老年人感受到关怀和情感支持；鼓励丧偶老年人通过哭泣、回忆、诉说等方式宣泄情绪，不要强忍悲伤；要多照顾丧偶老年人的饮食起居，保证充分的营养和休息；可以暂时把已故配偶的遗物暂时收藏起来，防止老年人睹物思人，鼓励老年人与子女或朋友沟通、户外活动或做一些自己喜欢的事情，如画画、下棋等来转移注意力；帮助丧偶老年人建立新的生活方式，与子女、亲人、朋友间建立更密切的联系，使其感受到家庭的温暖依然存在，也可以适时地鼓励其寻找新的人生伴侣，再婚是老年人正当的要求和权利，家人应给予支持和鼓励。

附录：常见食物营养素含量表

食品名称	重量 （克）	蛋白质 （克）	脂肪 （克）	糖 （克）	热量 （千焦／千卡）
大 米	100	6.7	0.8	76	1420 / 338.1
小 米	100	9.7	1.7	77	1520 / 361.9
馒 头	100	6.1	0.2	49	932 / 221.9
面 条	100	7.4	1.4	57	1134 / 270
玉米面	100	9.6	4.3	72	1524 / 362.86
富强粉	100	1.1	0.4	72.9	1423 / 338.81
糯米粉	100	11.1	0.4	72.9	1424 / 339.05
面 包	100	7.3	5.8	93	1524 / 362.86
馄饨皮	100	7.3	1.4	56.2	1120 / 266.67
鸭 蛋	100	13	14.7	1	781 / 185.95
鸡 蛋	100	11.8	15	1.3	783 / 186.43
猪 肉	100	16.9	29.2	1	1402 / 333.81
猪 心	100	17.1	6.3	—	525 / 125
猪 肝	100	20	4	3	537 / 127.86
猪 肚	100	14.6	2.9	2	382 / 90.95
猪 肾	100	15.5	4.8	—	441 / 105
牛 肉	100	20.1	10.2	—	722 / 171.9

食品名称	重量（克）	蛋白质（克）	脂肪（克）	糖（克）	热量（千焦/千卡）
兔 肉	100	21.2	0.4	0.2	373 / 88.81
鸽 子	100	16.6	14.2	1.8	840 / 200
鹌 鹑	100	16.6	14.2	1.8	840 / 200
鸡 肉	100	23.3	1.2	—	440 / 104.76
鸡 肝	100	18.2	3.5	2.1	463 / 110.24
鸡 翅	100	23.3	1.2	0.1	440 / 104.76
鸡 爪	100	24	16.4	2.7	1063 / 253.1
羊 肉	100	11.1	28.8	1	1290 / 307.14
鸭 舌	100	14.4	15.6	0.8	631 / 150.24
鸭 肉	100	16.5	7.4	0.1	560 / 133.33
鸭 肝	100	17.1	4.8	6.8	575 / 136.9
牛 奶	100	3.3	3.6	6.1	285 / 67.86
豆 浆	100	4.4	1.9	2.1	177 / 42.14
麦乳精	100	5.4	6.2	37.7	1112 / 264.76
啤 酒	100	—	—	—	140 / 33.33
韭 黄	100	1.8	0.2	2	66 / 15.71
青 椒	100	0.8	0.1	4.5	96 / 22.86
蘑 菇	100	2.8	0.2	2.4	96 / 22.86
草 菇	100	32	1.4	24	1000 / 238.1
金针菇	100	2.1	0.4	3.7	113 / 26.9
香 菇	100	12.1	1.8	59.6	1265 / 301.19
西兰花	100	2.4	0.2	3.2	100 / 23.81
青 豆	100	15.1	7	13.9	753 / 179.29
荷兰豆	100	3.5	0.4	7	193.7 / 46.12
豆 苗	100	4.6	0.8	3	150 / 35.71
蚕 豆	100	8.8	0.5	13.8	398 / 94.76
姜	100	1.2	0.6	10.8	232 / 55.24

食品名称	重量（克）	蛋白质（克）	脂肪（克）	糖（克）	热量（千焦／千卡）
紫 菜	100	14	1.2	36.8	1112 / 264.76
萝 卜	100	0.8	0.1	3.2	72 / 17.14
豆 芽	100	2	0.26	1.8	76 / 18.1
小红萝卜	100	0.9	0.2	3.8	88 / 20.95
雪 菜	100	1.5	0.4	4.12	108 / 25.71
芹 菜	100	0.5	0.4	3.1	76 / 18.1
黄 豆	100	32.4	18.8	20.8	1600 / 380.95
卷心菜	100	1.2	0.2	3.6	88 / 20.95
黄 瓜	100	0.7	0.2	2	54 / 12.86
丝 瓜	100	1.4	0.1	4.3	100 / 23.81
苦 瓜	100	1	0.2	3.4	80 / 19.05
茄 子	100	1	0.3	4.1	100 / 23.81
冬 笋	100	3	0.2	1.2	84 / 20
花生仁	100	24.3	48.7	15.3	2504 / 596.19
绿 豆	100	23	1.5	57.8	1328 / 316.19
鱿 鱼	100	15.1	0.8	2	322 / 76.67
虾 皮	100	39.3	3.1	9.1	916 / 218.1
海 蜇	100	12.4	0.1	4.1	272 / 64.76
海 参	100	21.4	0.3	1	267 / 63.57
鳝 丝	100	17.2	1.2	0.6	343 / 81.67
黑 鱼	100	18.8	0.8	0	342 / 81.43
海 带	100	5.8	0.4	22.4	486 / 115.71
虾 仁	100	17.3	0.66	0	320 / 76.19
甲 鱼	100	15.3	1.1	26.6	745 / 177.38
虾	100	16.3	1.3	0.1	326 / 77.62
蛤蜊肉	100	51.3	6.4	21.7	1466 / 349.05
螃 蟹	100	14	2.6	1	345 / 82.14

食品名称	重量（克）	蛋白质（克）	脂肪（克）	糖（克）	热量（千焦/千卡）
鲫 鱼	100	13.1	1.1	0.1	261 / 62.14
黄花鱼	100	17.3	0.7	0.3	303 / 72.14
鲑 鱼	100	14.8	8.6	−	581 / 138.33
带 鱼	100	15.8	3.4	2.1	421 / 100.24
干 贝	100	63.6	3.2	15.2	1432 / 340.95
青 鱼	100	16	2.6	2.3	401 / 95.48
鲜 贝	100	14.8	0.1	3.4	309 / 73.57
蛏 肉	100	7.1	1.1	2.4	201 / 47.86
比目鱼	100	9.3	9.1	−	501 / 119.29
鲤 鱼	100	18.1	1.6	0.2	365 / 86.9
豆 腐	100	7.4	3.5	3	295 / 70.24
冰激凌	100	3.7	8.6	23.8	785 / 186.9
蛋 糕	100	7.9	4.2	64	1340 / 319.05
巧克力	100	10	28.7	57.2	2320 / 552.38
酱 油	100	0.89	0.2	0.8	34 / 8.1
麻 油	100	0	10	0	376 / 89.52
植物油	100	0	10	0	376 / 89.52
糖	100	0.04	0	10	166 / 39.52
猪 油	100	0	9.9	0	374 / 89.05
色拉油	100	0	10	10	375 / 89.29

后 记

　　21 世纪人类社会老龄化可归纳为以下四个特征：一是老龄化现象是前所未有的；二是人口老龄化是普遍性的，是影响每个人的一种全球现象；三是人口老龄化是深刻的，在人类生活的所有方面都产生重大的后果和效应；四是人口老龄化是持续的。我国是全球第一人口大国，也是老年人口最多的国家，自 20 世纪 70 年代以来，我国实施了计划生育政策，人口出生率迅速下降，在较短的时间内完成了人口转变。同时，我们又面临人口老龄化的挑战。如何实现具有中国特色的、积极的、健康的人口老龄化，直接关系到健康中国的建设，也是摆在我们面前的重大课题。

　　为了贯彻党中央和国务院一系列关于人口问题若干决定的精神，积极应对人口老龄化，加强对人口老龄化问题的深入研究，2009 年 5 月，原国家人口和计划生育委员会与吉林大学签署合作协议，合作共建"中国人口老龄化与经济社会发展研究中心"，中心由吉林大学文、理、医等 14 个学院组成，是对人口老龄化开展多学科交叉研究的平台。经过几年的建设，该中心在科学研究、人才培养、社会服务和国际合作等方面取得了可喜的成绩。其中，"金色年华读本"就是其重要成果之一。

在此读本出版之际，我们首先要感谢全国政协原副主席王忠禹同志，感谢他对我国老龄事业的关心，对研究工作的指导和支持，并为此书亲自撰写序言。

在中国人口老龄化与经济社会发展研究中心的建设过程中，国家卫生和计划生育委员会党组书记、主任李斌同志一直高度重视中心的人才培养、科学研究和社会服务工作。在"金色年华读本"的组织和出版过程中，李斌主任定期听取汇报，亲自指导，并对研究框架、书稿内容等提出重要的指导意见。在中心的建设和发展过程中，国家卫计委王国强副主任、王培安副主任、金小桃副主任大力支持，有关部门的领导和专家积极参与，在此，我们表示衷心的感谢。同时，对中宣部学习出版社在出版工作中付出的努力以及吉林大学珠海学院给予的支持表示感谢！

"金色年华读本"由 20 本构成，涉及哲学、文学、政治学、经济学、法学、商学、人口学、社会学、教育学、医学等多个学科，共有 120 余名专家学者参与读本撰写工作，"金色年华读本"既有专业特点，又浅显易懂、图文并茂，为全社会老年人提供一种精神食粮和健康知识服务，为实现 21 世纪积极的、健康的人口老龄化，推进健康中国建设作出贡献。

金色年华读本编委会